全国中医药行业职业教育“十四五”创新教材

中医经典导读

（供高职中医学、针灸推拿等专业用）

主　编　冯育会　刘　莉

全国百佳图书出版单位
中国中医药出版社
·北　京·

图书在版编目（CIP）数据

中医经典导读 / 冯育会，刘莉主编 . -- 北京：中国中医药出版社，2024.3
全国中医药行业职业教育“十四五”创新教材
ISBN 978-7-5132-8648-0

Ⅰ . ①中… Ⅱ . ①冯… ②刘… Ⅲ . ①中医典籍—高等职业教育—教材 Ⅳ . ① R2-5

中国国家版本馆 CIP 数据核字 (2024) 第 016496 号

中国中医药出版社出版
北京经济技术开发区科创十三街 31 号院二区 8 号楼
邮政编码　100176
传真　010-64405721
保定市西城胶印有限公司印刷
各地新华书店经销

开本 787×1092　1/16　印张 10.75　字数 227 千字
2024 年 3 月第 1 版　2024 年 3 月第 1 次印刷
书号　ISBN 978－7－5132－8648－0

定价　45.00 元
网址　www.cptcm.com

服务热线　010-64405510
购书热线　010-89535836
维权打假　010-64405753

微信服务号　zgzyycbs
微商城网址　https://kdt.im/LIdUGr
官方微博　http://e.weibo.com/cptcm
天猫旗舰店网址　https://zgzyycbs.tmall.com

如有印装质量问题请与本社出版部联系（010-64405510）

全国中医药行业职业教育“十四五”创新教材

《中医经典导读》

编委会

主　　审　王农银（遵义医药高等专科学校）

主　　编　冯育会（遵义医药高等专科学校）

　　　　　刘　莉（毕节医学高等专科学校）

副 主 编　杨　昆（重庆三峡医药高等专科学校）

　　　　　董小君（遵义医药高等专科学校）

　　　　　孙景环（重庆市江津区中医院）

　　　　　陈虹年（遵义市中医院）

　　　　　李　静（遵义医药高等专科学校）

编　　委（以姓氏笔画为序）

　　　　　李冬梅（遵义医药高等专科学校）

　　　　　李芬芳（遵义医药高等专科学校）

　　　　　杨　欢（重庆市江津区中医院）

　　　　　张　琪（遵义医药高等专科学校）

　　　　　吴慧娟（遵义医药高等专科学校）

　　　　　罗丽丹（遵义医药高等专科学校）

　　　　　赵　逍（遵义医药高等专科学校）

学术秘书　吴　群（遵义医药高等专科学校）

编写说明

中医经典著作是中医药学术的根基，不但有重要的理论价值，而且有极高的临床价值。中医经典著作所构建的医学理论体系对后世中医学的发展具有示范引领作用。后世医家的学术创新和理论发展，无不根源于《黄帝内经》。张仲景《伤寒杂病论》开创六经辨证论治体系，为临床诊疗之准绳。叶天士的《温热论》、吴鞠通的《温病条辨》、薛生白的《湿热病篇》等，则是温热病的治疗指南，是温病学的理论精髓。因此，学好中医经典著作，对于提高中医学类专业学生的中医理论水平和临床实践能力具有十分重要的意义，是中医临床医生成长成才的重要基石。

全国中医药行业高等职业教育“十四五”创新教材《中医经典导读》主要包括《黄帝内经》导读、《伤寒论》导读、《金匮要略》导读、温病学导读。本教材主要供三年制中医学、针灸推拿等专业学生，基层中医临床医生等学习使用。本教材具有以下特点。

1. 与中医执业医师资格考试大纲对接。以中医执业医师资格考试大纲条文为编写重点，体现教学与执业资格考试相统一。

2. 体现课程思政目标。通过对中医经典著作的学习，增强学生对中医文化的自信。体现职业教育以文化人的基本要求，让高校成为思政教育的主阵地。

3. 本教材以高等职业院校中医学、针灸推拿等专业学生为主要阅读对象，编写内容力求简明扼要，深入浅出。

4. 本教材在编写体例上，以原著条文编号和标题作为目录序列，便于学习者与原著对照。

5. 本教材在编写时，考虑学时限制，取消绪论和章节概述，直接进入条文学习，各种版本的原著、教材、注解较多，可让学生作为拓展学习的资料。

6. 本教材使用简体横排，编写顺序为学习目标、原文、注释、释文（译文)、方义、按语、执医考点、链接。学习目标分三个层次，第一个层次是素质目标，第二个层次为知识目标，第三个层次为能力目标。执医考点选择2021年中医执业医师资格考试大纲所列“中医经典条文”全部内容，链接部分主要为历代医家对该条文的阐述，运用该条文在临床上的经典医案，也有编者的临床经验所得。

本教材编写分工如下：第一章《黄帝内经》导读，由冯育会、刘莉、李静、陈虹年、罗丽丹编写；第二章《伤寒论》导读，由冯育会、董小君、吴慧娟、李芬芳编写；第三章《金匮要略》导读，由吴慧娟、孙景环、杨欢、张琪编写；第四章温病学导读，由赵逍、李冬梅、杨昆编写。汇总后由冯育会、张琪、吴群统稿，并由贵州省职教名师、遵义市名中医、遵义医药高等专科学校中医学系主任王农银教授主审定稿。

本教材所辑原文，《黄帝内经》导读部分主要参考张永泰校注，中国中医药出版社出版的《黄帝内经素问(影印校勘本)》和人民卫生出版社出版的中医经典影印丛书《黄帝内经灵枢》;《伤寒论》和《金匮要略》导读部分参考由钱超尘著，学苑出版社出版的《宋本〈伤寒论〉文献史论》和《校勘元本影印明本〈金匮要略〉集》；温病学导读部分主要参考学苑出版社出版的医道传承丛书《温热论·湿热论》和《温病条辨》。此外，还参考了近年出版的高等院校教材《内经讲义》《伤寒论讲义》《金匮要略讲义》《温病学讲义》和全国中医药行业职业教育“十三五”创新教材《中医经典医著选读》等。在此，向以上原书编者表示诚挚的感谢。本教材在编写过程中得到了中国中医药出版社有限公司、遵义医药高等专科学校、毕节医学高等专科学校、重庆市江津区中医院、重庆三峡医药高等专科学校、遵义市中医院等单位领导和老师们的大力支持，由衷表示感谢。

由于编者水平所限，教材难免存在缺点，恳请广大师生在教学过程中多提宝贵意见，以期再版时进一步修订，使之更加完善。

《中医经典导读》编委会

2023年8月

目　录

第一章 《黄帝内经》导读

一、素问·上古天真论第一

学习目标

1. 素质目标 通过对原文的学习，增强对中医药文化和中华文明的自信，增强人文素养，提升职业素质。

2. 知识目标 掌握养生的原则和方法。

3. 能力目标 学会运用养生的原则和方法指导自己、亲友、患者进行养生保健。

【原文】

昔在黄帝，生而神灵①，弱而能言②，幼而徇齐③，长而敦敏④，成而登天⑤，乃问于天师曰：余闻上古⑥之人，春秋⑦皆度百岁⑧，而动作不衰；今时之人，年半百而动作皆衰者，时世异耶？人将失之耶⑨？

岐伯对曰：上古之人，其知道者，法于阴阳，和于术数⑩，食饮有节，起居有常，不妄作劳⑪，故能形与神俱⑫，而尽终其天年⑬，度百岁乃去。今时之人不然也，以酒为浆，以妄为常⑭，醉以入房⑮，以欲竭其精，以耗散其真⑯，不知持满，不时御神⑰，务快其心，逆于生乐⑱，起居无节，故半百而衰也。

【注释】

①神灵：指聪慧。张介宾注："聪明之至也。"

②弱而能言：弱，指幼弱之时。能言，即会说话。马时注："盖未合能言之时，而黄帝即言。"

③徇（xún）齐：指思维敏捷。一说黄帝处理事物，全面周到。

④敦敏：敦厚敏达。

⑤成而登天：成，即成人、成年。登天，即登天子之位。

⑥上古：指远古。即人类生活的早期时代。

⑦春秋：指年龄。

⑧百岁：百岁，是其大约之数。

⑨时世异耶？人将失之耶：时世，时代。异，不同。将，犹"抑"也，还是的意

思。即：是时代不同呢，还是人们违背了养生之道呢？

⑩法于阴阳，和于术数：法，效法，取法。于，助词。和，调和，此处意为适当运用。术数，张介宾注："修身养性之法。"全句意为：顺应天地自然寒暑往来的阴阳变化规律，遵循修身养性之法调摄精神、锻炼身体。

⑪不妄作劳：妄，乱也，此处有违背常规之意。劳作，即劳动，包括劳力、劳心、房劳。即不违背常规地劳动。

⑫形与神俱：形，形体；神，精神。俱，偕也，有共存、协调的意思。即形体与精神协调统一。

⑬天年：人类的自然寿命。古人认为人类的自然寿命是120岁。

⑭以酒为浆，以妄为常：浆，泛指饮料，以酒为浆，形容嗜酒无度，泛指饮食不节。以妄为常，指把违背常规的生活方式当作正常的生活方式。

⑮醉以入房：醉酒以后肆行房事。

⑯以欲竭其精，以耗散其真：以，因也。耗，《甲乙经》"耗"作"好"。好（hào）与"欲"同义。因纵欲而使阴精耗竭，因满足嗜好而使真气耗散。

⑰不知持满，不时御神：时，善也。御，用也。不懂得保持精气充满，不善于调养精神。

⑱务快其心，逆于生乐：意为贪图一时的欢快，而违背养生的乐趣。

【释文】

从前的黄帝，生而聪颖，很小就善于言谈，领悟力强，处事周全，长大之后敦厚勤勉，成年即登天子之位。他向岐伯问道：我听说远古之人，年龄超过百岁而动作不显衰老；当今之人，年龄半百而动作都显衰弱无力，是时代不同呢？还是人们失于养生造成的呢？

岐伯回答：远古时代懂得养生之道的人，既能顺应天地阴阳自然寒暑的变化规律，又善于运用修身养性的方法进行锻炼身体，使之达到最佳标准。饮食有节制，生活起居有规律，不过度操劳，所以能做到形体与精神的协调统一，活到人类的自然寿命，超过百岁才自然逝去。现在人们不这样了，肆酒无度，违背正常生活方式，醉后行房，因纵欲而使阴精耗竭，为满足嗜好而使元气耗散，既不懂得保持精气充满，又不善于统御精神，而只求心中一时之快，违背养生乐趣，起居作息毫无规律，所以到半百之年就衰老了。

【按语】

本段指出"上古之人"遵循养生之法，能"度百岁乃去"。"今时之人"违背养生法则，以致"半百而衰"。说明人的寿命长短，不是因为时代变迁，而在于是否养生，从而突出了"养生"对却病延年的重要意义。本段条文提出的养生原则有"法于阴阳""合于术数""饮食有节""起居有常""不妄作劳"等，为中医养生学奠定了理论基础。

【执医考点】

“其知道者，法于阴阳，和于术数……度百岁乃去。”

【链接】

曾治富商汤名扬，自谓体旺，酒色无度，行年四十，饮食渐减，形神尪羸，或教以每早进牛乳酒，初食似可，久之朝食至暮，酒乳结成羊屎形，一一吐去，其大小便日夜不过数滴，全无渣滓下行，卧床不起，告急请诊。按之两尺脉微如丝，右关弦紧，乍有乍无，两寸与左关洪大而散。余曰：足下之恙，乃本实先拨，先天之阴虚宜补水，先天之阳虚宜补火，水火既济，庶可得生。富商请方，乃用熟地黄一两，山茱萸、山药各四钱，茯苓、牡丹皮、泽泻、肉桂、附子各三钱，煎服一剂。明早令进牛乳酒，至暮则下行而不上吐矣。连服十剂，饮食渐进。遂将前方药料为丸，日服二次，嘱戒酒色，半载而康。(《齐氏医案》)

二、素问·四气调神大论第二

学习目标

1. **素质目标**　通过对原文的学习，增加对中医药文化的热爱，增强对中华文化的自信，不断巩固专业思想。

2. **知识目标**　理解“天人相应”的整体观念和“春夏养阳，秋冬养阴”的四时养生原则。

3. **能力目标**　通过对原文的学习和理解，构建“天人相应”的整体观念和运用整体观念与四时养生原则指导人们遵循养生规律，增强身心健康。

【原文】

逆春气，则少阳不生，肝气内变①；逆夏气，则太阳不长，心气内洞②；逆秋气，则太阴不收，肺气焦满③；逆冬气，则少阴不藏，肾气独沉④。夫四时阴阳者，万物之根本也⑤。所以圣人春夏养阳，秋冬养阴⑥，以从其根⑦，故与万物沉浮于生长之门⑧。逆其根，则伐其本，坏其真⑨矣。故阴阳四时者，万物之终始也，死生之本也。逆之则灾害生，从之则苛疾不起，是谓得道。道者，圣人行之，愚者佩⑩之。从阴阳则生，逆之则死；从之则治，逆之则乱。反顺为逆，是谓内格⑪。

是故圣人不治已病治未病，不治已乱治未乱，此之谓也。夫病已成而后药之，乱已成而后治之，譬犹渴而穿井，斗而铸锥，不亦晚乎。

【注释】

①肝气内变：变，病变。张介宾注：“一岁之气，春夏为阳，秋冬为阴；春夏主生长，秋冬主收藏。春令属木，肝胆应之。《脏气法时论》曰：肝主春，足厥阴少阳主治。故逆春气，则少阳之令不能生发，肝气被郁，内变为病。此不言胆而止言肝者，以脏气

为主也。后放（仿）此。”

②心气内洞：洞，空洞、空虚之意。此言逆夏长之气，则太阳之令不能盛长而心气内虚为病。

③肺气焦满：即肺叶焦，肺气满。此言逆秋收之气，则太阴之令不能收敛而肺气不利为病。

④肾气独沉：沉，坠也，引申为下泄。此言逆冬藏之气，则少阴之令不能封藏而肾气下泄而为病。

⑤四时阴阳者，万物之根本也：张志聪注：“四时阴阳之气，生长收藏，化育万物，故为万物之根本。”

⑥春夏养阳，秋冬养阴：春天为少阳之气生，夏天为太阳之气长，秋天为太阴之气收，冬天为少阴之气藏。此即顺应春夏秋冬四时的变化而养生、养长、养收、养藏。

⑦以从其根：顺从四时阴阳变化这个万物的根本。

⑧与万物沉浮于生长之门：浮沉，即升降，意为运动。门，即门径，道路、规律之意。生长之门，即四时阴阳之春生夏长秋收冬藏的变化规律。此句意为圣人能同自然界其他万物一样顺应四时阴阳之春生夏长秋收冬藏的变化规律而活动。

⑨逆其根，则伐其本，坏其真：违背四时阴阳变化这个根本，就会损伤生命本元，败坏人体的真气。

⑩佩：通“背”，即违背之意。

⑪内格：即人体内脏腑气血的运动与自然界四时阴阳变化相格拒，不协调。

【释文】

逆春生之气，则少阳不能生发，肝气内郁而为病；逆夏长之气，则太阳之令不能盛长，心气内虚而为病；逆秋收之气，则太阴之令不能收敛，肺气不利而为病；逆冬藏之气，则少阴之令不能封藏，肾气下泄而为病。四时阴阳的变化，是化育万物的根本。所以圣人在春夏季节保养阳气，秋冬季节保养阴气，以顺应四季阴阳变化的规律，就能与万物一样在生、长、化、收、藏的生命过程中运动发展。违背这个根本，就会损伤生命的本元，破坏人体的真元之气。因此，阴阳四时变化的规律，是世间万物产生、发展、壮大、消亡的根本。违背它，就会产生灾害，顺从它则不会发生疾病，这就是懂得了养生之道。对于养生之道，圣人能够遵循践行，愚人则背道而驰。顺从阴阳消长的变化规律就能生存，违背了它就会死亡，顺从它人体就不会生病的保持健康，违背它则疾病丛生。如果违背阴阳四时变化的规律，人体内的脏腑气血活动就会与自然界的阴阳变化不相协调。

所以高明的医生不会等到疾病已经发生了才去治疗，而在疾病未发生之前去保养身体。不是等待动乱已经发生了才去治理，而是在动乱未发生之前就进行治理。如果疾病已经发生才去治疗，战乱已经发生才去治理，就像口渴了才去打井，战争发生了才去铸造兵器，不是太晚了吗？

【按语】

文中“夫四时阴阳者，万物之根本也”一句，是贯穿全篇的中心思想，这一养生理论阐述了顺从四时阴阳的变化规律则健康无病，违背四时阴阳变化规律则疾病丛生的事实，提出了“春夏养阳，秋冬养阴”的养生原则。以“渴而穿井”“斗而铸锥”为喻，阐明了“不治已病治未病”的预防思想。

【执医考点】

1. “治未病”养生防病原则。

2. “春夏养阳，秋冬养阴”的原则及其意义。

3. “夫四时阴阳者，万物之根本也……坏其真矣。”

三、素问·生气通天论第三

学习目标

1. 素质目标　通过对原文的学习，丰富对中医药文化的理解，增强医德医风修养，更好地为人民群众的健康服务，为实现健康中国服务。

2. 知识目标　通过对原文的学习，掌握人体阳气的生理、病理及临床意义，阳气与阴精的相互关系。

3. 能力目标　学会用人体阳气的生理、病理解释煎厥、薄厥、痤疿、狂、痔等疾病的发病机制。学会运用阳气在人体防病保健中的重要性指导患者开展预防保健。

【原文】

黄帝曰：夫自古通天①者，生之本，本于阴阳②。天地之间，六合③之内，其气九州④、九窍、五脏、十二节⑤，皆通乎天气⑥，其生五，其气三⑦，数犯此者，则邪气伤人，此寿命之本也。

【注释】

①通天：天，指自然界。通天，是指人体的阴阳之气与自然界的阴阳之气相应贯通的密切关系。

②生之本，本于阴阳：生命的根本在于阴阳双方的协调统一。

③六合：王冰注：“谓四方上下也。”

④九州：王冰注：“九州，谓冀、兖、青、徐、扬、荆、豫、梁、雍也。”然俞樾《内经辨言》注：“九州即九窍……古谓窍为州。”此“九州”与下文“九窍”重，疑衍“九州”。

⑤十二节：即双侧腕、肘、肩、踝、膝、髋等十二个大关节。高世栻注：“十二节，两手、两肘、两臂、两足、两腘、两髀，皆之游行出入也。”

⑥通乎天气：即与自然界的阴阳之气相通应。

⑦其生五，其气三：其，指自然界的阴阳。五，即“五行”，指木火土金水。三，即三阴三阳。其生五，其气三，指自然界阴阳的变化衍生五行，按消长盛衰分为三阴三阳之气。

【释文】

黄帝说：自古以来，懂得生气通天这一理论的人，都会明白这样一个道理——生命的来源，来自阴阳二气。天地之间，六合之内，九州、九窍、五脏六腑、四肢百骸的阴阳之气，都与自然界的阴阳之气相通相应。自然界阴阳的变化衍生五行，按消长盛衰分为三阴三阳之气。如果经常违背阴阳的变化规律，邪气就会伤害人体，因此，适应这个规律是寿命得以延续的根本。

【原文】

苍天[①]之气，清净则志意治[②]，顺之则阳气固，虽有贼邪[③]，弗能害也。此因时之序[④]。故圣人传精神[⑤]，服天气[⑥]，而通神明[⑦]。失之则内闭九窍，外壅肌肉，卫气散解[⑧]，此谓自伤，气之削[⑨]也。

【注释】

①苍天：张介宾注：“天色苍玄，故曰苍天。”在这里泛指整个自然界。

②清净则志意治：净，通静。志意，指人的精神意识活动。治，正常。即自然界的阴阳之气如果清静则人体的精神意识活动就能保持正常。

③贼邪：伤害人体的邪气。

④此因时之序：张介宾注：“因四时之序，如四气调神之谓是也。”

⑤传精神：传，通“抟”，聚集之意。传精神，即聚集精神。

⑥服天气：服，顺也。服天气，即顺应自然界阴阳之气的变化。

⑦通神明：通，此处作“统一”解。神明，此处指阴阳的变化。通神明，即使人体阴阳之气与自然界的阴阳变化统一起来。

⑧散解：耗散解离，此处指卫气不固。

⑨气之削：削，消耗之意。气之削，即，阳气被削弱。

【释文】

人的思想境界像广袤无边的蓝天一样，没有一丝杂念，则意志自然安定。顺应天时，起居有常，则阳气固守于身体，虽有邪气，也不能伤害人体。这就是春夏秋冬四季各有不同的顺时养生方法。所以圣人凝聚精神，顺应自然，使人体阴阳与自然界的阴阳变化相统一。反之，则内闭九窍，外壅肌肉，卫气耗散不固，这叫自伤，阳气被耗散了。

【按语】

本段提出了两个问题：一是生命的本原是什么？文中以鲜明的唯物主义观点作出了明确的答复：“生之本，本于阴阳。”二是提出自然界是由什么构成的？文中明确回答：

“其生五，其气三。”用阴阳五行学说解释了自然万物的构成。这种认识对当时盛行的万物由神创造的神权迷信思想，无疑是十分沉重的打击。

【原文】

阳气者，若天与日①，失其所②则折寿而不彰③。故天运④当以日光明。是故阳因而上，卫外者也⑤。

【注释】

①若天与日：比喻，阳气对人体的重要性，就像太阳对天空一样，没有太阳的照耀，天空就会暗淡无光。

②失其所：所，处所。失其所，即阳气失去了它的处所，意为阳气运行失常。

③折寿而不彰：折，减损。彰，显露。折寿则不彰，即减损寿命，生命功能暗弱不足。

④天运：天体的运行。

⑤阳因而上，卫外者也：因，顺从。此承上文阳气作用强大而言。意为人体阳气的作用应该向上向外，保护机体，抵御外邪。

【释文】

人身的阳气，就像天上的太阳一样重要，如果阳气失去了正常的位次而不能发挥其重要作用，人就会减损寿命或夭折，生命功能亦暗弱不足。所以天体的正常运行，是因太阳的光明普照而显现出来，而人的阳气也应向上向外，并起到保护身体，抵御外邪的作用。

【原文】

因于寒，欲如运枢①，起居如惊②，神气乃浮③；因于暑，汗，烦则喘喝，静则多言④，体若燔炭⑤，汗出而散；因于湿，首如裹⑥，湿热不攘⑦，大筋软短，小筋弛长⑧，软短为拘，弛长而痿；因于气⑨，为肿。四维相代⑩，阳气乃竭。

【注释】

①欲如运枢：运，转动。枢，户枢。欲如运枢，即阳气应该像户枢一样转动自如。

②起居如惊：王冰注：“暴卒也。”起居如惊，即起居动作卒暴无常，泛指生活作息没有规律。

③神气乃浮：张志聪注：“神气，神脏之阳气也。”浮，浮越，耗散。神气浮越，即阳气浮越耗散。

④烦则喘喝，静则多言：烦，烦躁不安。喘喝，喝喝而喘。静，与烦相对，即安静。张介宾注：“若其静者，亦不免于多言。盖邪热伤阴，精神内乱，故言无伦次也。”

⑤体若燔炭：身体发热，如炭火燃烧。

⑥首如裹：这是湿邪困阻清阳的表现。形容头部沉重，如被物裹。

⑦攘（rǎng）：除也。

⑧大筋软短，小筋弛长：软，收缩。弛，松弛。这两句为互文，意为大筋、小筋或者收缩变短，或者松弛变长。

⑨气：高世栻注："气，犹风也。《阴阳应象大论》云：阳之气，以天地之疾风名之，故不言风而言气。"

⑩四维相代：四维，四方四时，此处指四时邪气。代，更替，更代。即四时邪气（寒、暑、湿、风）更替伤人。

【释文】

感受寒邪，人体阳气应如户枢一样转动自如。如果起居猝急，扰动阳气，则易使阳气外越。感受暑邪，则汗多烦躁，喝喝而喘，安静时多言多语。若身体发高热，像炭火烧灼一样，一经出汗，热邪就能散去。感受湿邪，头部像有物蒙裹一样沉重。若湿热相兼而不得排除，则伤害大小诸筋，而出现短缩或弛纵，短缩的造成拘挛，弛纵的造成痿弱。感受风邪，可致浮肿。以上四种邪气相互更替伤人，就会使阳气耗竭。

【原文】

阳气者，烦劳则张，精绝，辟积于夏，使人煎厥[①]。目盲不可以视，耳闭不可以听，溃溃乎若坏都，汩汩乎不可止[②]。阳气者，大怒则形气绝，而血菀于上，使人薄厥[③]。有伤于筋，纵，其若不容[④]。汗出偏沮，使人偏枯[⑤]，汗出见湿，乃生痤疿[⑥]。高梁之变，足生大丁[⑦]，受如持虚[⑧]。劳汗当风，寒薄为皶[⑨]，郁乃痤。

【注释】

①烦劳则张，精绝，辟积于夏，使人煎厥：烦，通"繁"，意为频繁，过度。张，亢盛。煎厥，疾病名。虚火上炎，阴精竭绝而致气逆昏厥的一种病证。

②溃溃乎若坏都，汩汩乎不可止：溃溃，形容洪水泛滥的样子。都，通"渚"，即蓄水之所，此处引申为防水堤。汩汩，水流湍急之声。汩汩乎不可止，形容煎厥之病发展迅速，如水流急速不能停止。

③大怒则形气绝，而血菀于上，使人薄厥：形气绝，指脏腑经络之气阻绝不通。菀，同"郁"。上，指头部。薄厥，疾病名。

④伤于筋，纵，其若不容：纵，弛缓不收。不容，不能随意运动。伤及诸筋，使筋弛缓不收而不能随意运动。

⑤汗出偏沮（jǔ），使人偏枯：沮，阻止。汗出偏沮，即应汗出，而半身无汗。偏枯，半身不遂。

⑥痤（cuó）疿（fèi）：痤，即小疖。疿，俗称痱子，即汗疹。张介宾注："汗方出则玄府开，若见湿气，必留肌腠，甚则为痤，微则为疿。"

⑦高梁之变，足生大丁：高，通"膏"，指脂膏类食物。梁，通"粱"，与粗粮相对，指精细类食物。足，历代医家注释分两种，一种作名词"足"，即下肢；足生大丁，

即下肢生长疔疮；另一种认为“足”为“是”误，如胡澍注：“足，当作‘是’字之误也。是，犹则也。”

⑧受如持虚：形容感受邪气而发病之易，如持空虚之器以受物。

⑨劳汗当风，寒薄为皶（zhā）：劳，即劳动、活动、运动，包括体力劳动、体育运动、房事活动等；劳汗，即在上述活动中出汗。当风：遇风寒之邪。寒薄：风寒之邪束缚。皶：病名，即面部生长的粉刺。

【释文】

在人体劳作过度时，阳气就会亢盛而外张，阴精就会逐渐耗竭，如此反复累积，持续到炎热的夏天，使人容易发生煎厥病，表现为眼睛昏蒙而不能视物，耳朵闭塞而不能闻声，薄厥发展迅速，犹如堤坝毁坏，水流急速奔腾而不能停止。人体之阳气，在大怒时就会上逆，血随气逆而瘀阻于上，容易使人发生薄厥。若伤及诸筋，使筋弛纵不收，而不能随意运动。经常半身出汗，可发展为半身不遂。汗出腠理空虚，遇湿邪阻遏，轻则为痱子，甚则生疮疖。过食肥甘厚味，会促使机体发生疔疮，患病很容易，如持空虚之器以受物。在劳动汗出之际遇到风寒之邪乘虚而入，迫聚肌腠而成粉刺，郁积化热而成疮疖。

【按语】

本段论述了阳气失调的几种常见病证及病机。文中把人体的阳气比喻为天上的太阳，突出了阳气在人体的重要性。进一步强调了保持阳气充沛在防病保健中的重要作用。

【原文】

岐伯曰：阴者，藏精而起亟①也；阳者，卫外而为固也，阴不胜其阳，则脉流薄疾，并乃狂②；阳不胜其阴，则五脏气争③，九窍不通。是以圣人陈阴阳，筋脉和同④，骨髓坚固，气血皆从。如是则内外调和，邪不能害，耳目聪明，气立如故⑤。

风客淫气，精乃亡⑥，邪伤肝也。因而饱食，筋脉横解，肠澼为痔⑦。因而大饮，则气逆。因而强力，肾气乃伤，高骨⑧乃坏。

【注释】

①起亟：亟，即紧急；起亟，即起而应付紧急或急切的需要。

②脉流薄疾，并乃狂：薄疾，急迫疾速，指血液流动速度加快。并乃狂，阳邪入于阳分，阳热盛极，发为狂乱。张介宾注：“并者，阳邪入于阳分，谓重阳也。”

③五脏气争：五脏功能失调，气机不和。高世栻注：“争，彼此不和也。”

④圣人陈阴阳，筋脉和同：陈，陈列，引申为调和。陈阴阳，即阴阳调和。和同，即和谐。筋脉和同，即筋脉的功能平衡协调。

⑤气立如故：真气运行如常。

⑥风客淫气，精乃亡：淫，淫乱，此处引伸为损伤、伤害。风客淫气，即风邪入侵人体，损伤阳气。精乃亡，逐渐耗尽精气。

⑦筋脉横解，肠澼为痔：横，放纵之意。解，通“懈”，松弛之意。筋脉横解，即筋脉放纵、松弛不收。

⑧高骨：指腰部脊骨。

【释文】

岐伯说：阴是藏精于内以扶持阳气的；阳是卫护于外使体表固密的。如果阴不胜阳，阳气亢盛，就使血脉流动急迫，若再受热邪，阳气更盛就会发为狂症。如果阳不胜阴，阴气亢盛，就会使五脏之气不调，以致九窍不通。所以圣人使阴阳平衡，无所不胜，从而达到筋脉调和，骨髓坚固，血气畅顺。这样，则会内外调和，邪气不能侵害，耳目聪明，真气运行如常。

风邪入侵人体，损伤阳气，逐渐伤及内脏，耗损阴精，渐至精气耗尽，此为风邪伤肝所致。若饮食过饱，阻碍升降之机，会发生筋脉弛纵、痢疾、痔疮等病症。若饮酒过量，会造成气机上逆。若过度用力，会损伤肾气，腰部脊骨也会受到损伤。

【原文】

凡阴阳之要，阳密乃固[①]。两者不和，若春无秋，若冬无夏，因而和之，是谓圣度[②]。故阳强不能密[③]，阴气乃绝；阴平阳秘[④]，精神乃治；阴阳离决[⑤]，精气乃绝。

因于露风[⑥]，乃生寒热。是以春伤于风，邪气留连，乃为洞泄[⑦]；夏伤于暑，秋为痎疟；秋伤于湿，上逆而咳，发为痿厥[⑧]，冬伤于寒，春必病温。四时之气，更伤五脏[⑨]。

【注释】

①阳密乃固：阳气致密于外，可防阴液流失，所以阴气才能固守于内。

②圣度：最高标准。

③阳强不能密：阳气亢盛，不能固守。

④阴平阳秘：指阴阳保持动态平衡。

⑤阴阳离决：阴阳分离决绝。

⑥露风：指感受风寒之邪。

⑦洞泄：指完谷不化，下利无度。

⑧痿厥：王肯堂《证治准绳·痿厥》言：“足痿软不收为痿厥。”是指肢体痿废不能用的病证。

【释文】

阴阳协调的关键，在于阳气致密于外，阴气固守于内。如果阴阳二者不协调，就像一年之中，有春天而没有秋天，有冬天而没有夏天一样。因此，阴阳平衡协调，是维持人体正常生理状态的最高标准。所以，如果阳气亢盛，不能固密，阴气就会耗损竭绝。阴阳保持动态平衡，人的精神意识才会维持正常。如果阴阳分离决绝，人体精气就会随之而竭绝。

感受雾露风寒之邪，就会出现发热、恶寒。春季感受风邪，滞留肌体而不去，会发生剧烈的腹泻。夏季感受暑邪，到秋天就会发生疟疾。秋季感受湿邪，邪气上逆，会发生咳嗽，重则发展为痿厥。冬季感受寒邪，春天就会发生温病。四时邪气，交替伤害人体五脏。

【按语】

本段承接前文阳气的重要性，进一步论述了阴阳互根互用的关系，提出阴为阳之基，阳为阴之用的观点。通过列举阴阳平衡破坏后出现偏盛偏衰的病变，强调了阴阳协调是保持“气立如故”的基本条件。阴阳协调的关键在于阳气必须致密于外，阴气才能固守于内，从而突出了阳气在阴阳协调中的主导作用。

【执医考点】

“阴者，藏精而起亟也；阳者，卫外而为固也。”

【链接】

高某，男，皮肤风疹1年半，加重7天，2019年6月28日首诊。患者1年半前因汗出后见风而出，现皮肤发疹，色红，疹区瘙痒不痛，可自行消失。此后遇风则发，时自汗出，纳可，寐可，二便调，舌暗胖大苔黄，脉浮滑。中医诊断：瘾疹；西医诊断：荨麻疹。治以清热解毒凉血、调和营卫之法，方用四妙勇安汤加减。瓜蒌20g，金银花30g（后下），当归15g，玄参15g，桂枝15g，白芍30g，桑叶30g，土茯苓30g，柴胡10g，白术15g，茯苓20g，白芷10g，防风10g，知母15g，佩兰15g（后下），枳壳20g，地骨皮30g，丹参15g，苦参10g，生牡蛎30g（先煎），生地黄20g，醋鳖甲15g，牡丹皮15g，赤芍20g。7剂，水煎服。2019年7月5日2诊，患者皮疹瘙痒明显减轻，仍多汗，额部尤甚，恶热，偶有心慌，纳可，寐可，二便调。上方去桂枝、地骨皮、醋鳖甲、生地黄，加白僵蚕15g，黄柏5g，煅牡蛎30g，青蒿10g（后下），通草10g，14剂，水煎服。[刘倩含，曹方，杨福双，等.张文凤基于经典理论“汗出见湿，乃生痤痱”论治瘾疹.长春中医药大学学报，2020，36（6）：1130-1133.]

四、素问·阴阳应象大论第五

学习目标

1. 素质目标　通过对原文学习，增强对古文字及古文化多方面的了解，并在此基础上，增强人文素养，对中医药文化有更深更全的认知，提升职业素养及文化自信。

2. 知识目标　掌握阴阳关系及其变化、治病求本原则。

3. 能力目标　学会运用阴阳关系及变化说明人体生理病理机制，并在辨证治疗中灵活运用治病求本原则。

【原文】

黄帝曰：阴阳者，天地之道①也。万物之纲纪②，变化之父母③，生杀之本始④，神明之府[5]也。治病必求于本[6]。

故积阳为天，积阴为地。阴静阳躁[7]，阳生阴长，阳杀阴藏[8]。阳化气，阴成形[9]。寒极生热，热极生寒。寒气生浊，热气生清。清气在下，则生飧泄[10]；浊气在上，则生䐜胀[11]。此阴阳反作，病之逆从[12]也。

【注释】

①天地之道：天地，泛指自然界；道，法则、规律。

②纲纪：纲领。

③父母：根源、根本。

④生杀之本始：生，发生；杀，消亡。本始，亦即根本之意。

⑤神明之府：神明，此指存在于事物内部的阴阳双方的运动变化，神奇而难于观测。府，所在之处。

⑥本：疾病的本质，此指阴阳失调的变化。

⑦阴静阳躁：躁，动也。静与动，表明阴阳不同之性。

⑧阳生阴长，阳杀阴藏：生，生发；长，成长；杀，肃杀；藏；闭藏。此指一年四时中春生、夏长、秋收、冬藏的正常生化规律。一说阴阳调和时，阳主生发，阴主成长。阴阳失调时，阳热亢盛，万物焦枯杀灭；阴寒偏盛，万物凝固闭藏。

⑨阳化气，阴成形：化气，是指将有形物质转化为无形之气；成形，是指使无形之气凝结成有形物质。

⑩飧泄：大便稀且夹有未消化食物残渣，亦称完谷不化。

⑪䐜胀：满胀。

⑫逆从：偏义副词，逆之意。

【释文】

阴阳是自然界的普遍规律。因为可以利用它来作为分析和归纳一切事物的纲领，同时它也是事物发生与消亡等变化的根源，这种存在于事物内部的阴阳双方的运动变化，实在是神奇而难于观测的所在。因而对疾病的治疗，必须寻求阴阳失调这一病理变化的本质。阳气轻清升腾，不断汇积而成为天；阴气重浊沉降，不断凝聚而成为地。相对静止属阴，活跃躁动属阳。一年四时之中，春夏阳主生发，阴主成长；秋冬阳主肃杀，阴主闭藏。阳具有将有形物质转化为无形之气的功能，阴具有使无形之气凝结成有形物质的作用。四时气候变化的规律是寒到极点产生热，热到极点产生寒。寒气凝滞能产生浊阴，热气升散能化生清阳。如果人的清阳之气下虚而不升，就会产生飧泄，浊阴之气上凝而不降，就会产生胀满。这就是阴阳倒置，偏逆的病理变化。

【按语】

此文论述阴阳的基本概念、运动规律、属性规定及其互根互用的关系。

【执医考点】

治病必求其本的临床价值。

【原文】

阴味出下窍，阳气出上窍①。味厚者为阴，薄为阴之阳②。气厚者为阳，薄为阳之阴③。味厚则泄，薄则通；气薄则发泄，厚则发热。壮火之气衰，少火之气壮④，壮火食气，气食少火⑤，壮火散气，少火生气⑥。

气味辛甘发散为阳，酸苦涌泄⑦为阴。

【注释】

①阴味出下窍，阳气出上窍：凡药物饮食之味属阴，多沉降下行而走下窍；凡药物饮食之气属阳，多升散上行而达上窍。

②味厚者为阴，薄为阴之阳：味为阴，味厚为阴中之阴，薄为阴中之阳。

③气厚者为阳，薄为阳之阴：气为阳，气厚为阳中之阳，薄为阳中之阴。阴之阳，即阴中之阳；阳之阴，即阳中之阴。

④壮火之气衰，少火之气壮：药物饮食气味辛热者易化为壮火令正气虚衰，药物饮食气味温和者易化为少火令正气盛壮。壮火，指药物饮食气味辛热的作用。少火，指药物饮食气味温和的作用。气，指正气。之，作使、令解。后世认为壮火即病理之火，少火为生理之火。

⑤壮火食气，气食少火：药物饮食的纯阳作用消蚀耗散人体的元气，人体的元气依赖药物饮食的温和作用；前“食”字，是消蚀的意思，后“食”字，音义同“饲”。

⑥壮火散气，少火生气：药物饮食的辛热作用耗散人体的元气，药物饮食的温和作用补养人体的元气。

⑦涌泄：泛指呕吐泄泻。

【释文】

药物、饮食之味属阴者，多沉降而走下窍；药物、饮食之气属阳者，多升散而达上窍。阴阳是无限可分的，味虽属阴，但味浓厚的属阴中之阴，味淡薄的属阴中之阳；气虽属阳，但气浓厚的属阳中之阳，气淡薄的属阳中之阴。就药物而言，药味厚重的，有泻下作用，药味轻薄的，有通利小便的作用；药物之气轻薄的，有发散表邪的作用，药物之气浓厚的，有助阳生热的作用。同是火气，药物气味辛热的壮火（病理之火），能使人的元气耗散衰弱；温和的少火（生理之火，即阳气），能使人的元气强壮。这是因为亢烈的壮火会消耗元气，温和的少火会生长、充养元气。所以壮火耗散元气，少火生养元气。

药物的气味，凡具有辛散发表、甘温补气作用的，属于阳；凡具有酸敛收涩、苦寒泻下或催吐作用的，属于阴。

【按语】

本节运用阴阳分析了药食气味厚薄的差异，同时还借以概括地说明了其各自的基本性能。文中有关药物的气味厚薄与其基本性能的论述，以及阳升阴降的机理，是后世中医药理学的理论基础之一。

【执医考点】

“阴味出下窍，阳气出上窍……壮火散气，少火生气。”

【原文】

阴胜则阳病，阳胜则阴病。阳胜则热，阴胜则寒。重寒则热，重热则寒①。

【注释】

①重寒则热，重热则寒：重，极也。意指寒到极点可出现假热现象或转化为热证，热到极点可出现假寒现象或转化为寒证。

【释文】

人体的阴阳是平衡协调的，一胜则一负。如果阴寒偏盛，阳气必然偏虚而为病；如果阳热偏盛，阴精必然亏虚而为病。阳偏胜就会表现出热证，阴偏胜就会表现出寒证。寒到极点可出现假热现象或转化为热证，热到极点可出现假寒现象或转化为寒证。

【按语】

此文论述阴阳偏胜转化的病理变化。

【原文】

故曰：天地者，万物之上下也；阴阳者，血气之男女也；左右者，阴阳之道路也；水火者，阴阳之征兆①也；阴阳者，万物之能始②也。故曰：阴在内，阳之守③也；阳在外，阴之使④也。

【注释】

①征兆：象征，见端。

②能始：孙诒让《札迻》谓：“能者，胎之借字。”《尔雅·释诂》：“胎，始也。”胎始，为同义复词，即元始、本元之意。

③守：守持，依附。

④使：役使，发挥。

【释文】

所以天地是自然界万事万物方位的上下，阴阳是具有血气的男女两性的区分，左右是阴阳升降的道路，水火是阴阳最显著的象征，阴阳是万物化生的根本动力。所以说：在内的阴，是阳赖以守持依附的基础；在外的阳，是阴役使发挥出来的表现。

【按语】

此文以阴阳化生五行为基本观点，进一步用五行揭示人体以及人体与自然界的整体联系。

【原文】

故善用针者，从阴引阳①，从阳引阴②，以右治左，以左治右③。以我知彼④，以表知里，以观过与不及之理。见微得过[5]，用之不殆[6]。

善诊者，察色按脉，先别阴阳。审清浊，而知部分[7]；视喘息[8]，听音声而知所苦；观权衡规矩[9]，而知病所主；按尺寸[10]，观浮沉滑涩，而知病所生；以治无过，以诊则不失矣。

【注释】

①从阴引阳：引，引导经络之气以调整虚实。下同。从阴引阳，谓针刺时，从属阴的腹部取其募穴，引导经络之气以调整虚实，治疗属阳的六腑病证。例如从阴经取穴，治疗阳经之病；或从属阴的下部取穴，治疗属阳的上部之病均属之。

②从阳引阴：谓针刺时，从属阳的背部取其俞穴，引导经络之气以调整虚实，治疗属阴的五脏病证。例如从阳经取穴，治疗阴经之病；或从属阳的上部取穴，治疗属阴的下部之病均属之。

③以右治左，以左治右：针刺时左病刺右，右病刺左，此即缪刺之法。

④以我知彼：我，指医生，实指无病的医生；彼，指患者。

⑤见微得过：微，指疾病初起的轻微征象；过，此指疾病的本质变化和发展趋向。

⑥殆：危也。

⑦审清浊，而知部分：清浊，是指面部色泽的清明与晦浊。部分，此指病变所在的部位。大抵面部色泽清亮鲜明的，为病在阳分而轻浅；面部色泽晦暗滞浊的，为病在阴分而深重。

⑧视喘息：喘息，此指呼吸时的动态变化。

⑨权衡规矩：本意分别指秤锤、秤杆、作圆之器、为方之器。此代指四时不同的正常脉象。如《素问·脉要精微论》谓："四变之动，脉与之上下，以春应中规，夏应中矩，秋应中衡，冬应中权。"

⑩尺寸：尺，指尺肤，即从肘关节的尺泽穴至寸口腕横纹处的一段皮肤。寸，指寸口。

【释文】

因此，善于运用针刺治疗的医生，或从属阴的腹部取其募穴，引导经络之气以调整虚实，治疗属阳的六腑病证，或从属阳的背部取其俞穴，引导经络之气以调整虚实，治疗属阴的五脏病证。或取右侧的穴位，治疗左侧之病，或取左侧的穴位，治疗右侧之病。临床诊察时，应以医生无病的正常生理状态为标准，去衡量了解患者的失常病理变化；从患者反映于外的症状表现，去探求其内在的病变本质，从而判断疾病邪正虚实的状况。根据疾病初起的轻微征象，便可得知病变的本质和发展趋向，如能做到这样，就不会使病情发展到危险的地步。

善于诊察疾病的医生，在察看患者的面色和切按患者的脉象时，必定先要辨别色脉的阴阳属性，审察面色清明与晦浊的不同表现，便可得知病变所在的部位；观察患者的呼吸动态和听患者的声音变化，便可得知其痛苦的所在；诊察四时脉象的正常与否，便可得知病变主属的脏器；切按尺肤与寸口，诊察其浮沉滑涩等脉象变化，便可判断疾病发生的原因，临床时如能这样运用，对疾病的诊断和治疗，就不会有过失了。

【按语】

此文论述针刺的治疗原则和早期诊断的方法、意义及诊法纲要。

【执医考点】

“善诊者，察色按脉，先别阴阳……而知病所生；以治无过，以诊则不失矣。”

【原文】

故曰：病之始起也，可刺而已；其盛，可待衰而已；故因其轻而扬之[①]，因其重而减[②]之，因其衰而彰之[③]。形不足者，温之以气；精不足者，补之以味。其高者，因而越之[④]；其下者，引而竭之[⑤]；中满者，泻之于内[⑥]。其有邪者[⑦]，渍形[⑧]以为汗；其在皮者，汗而发之；其慓悍者[⑨]，按而收之[⑩]；其实者，散而泻之。审其阴阳，以别柔刚[⑪]，阳病治阴，阴病治阳。定其血气，各守其乡[⑫]。血实宜决之[⑬]，气虚宜掣引[⑭]之。

【注释】

①轻而扬之：轻，轻浅；扬，轻扬宣散。张介宾注：“轻者，浮于表，故宜扬之。扬者，散也。”

②减：逐步减轻之意。

③衰而彰之：指邪去正衰，以补益法彰之。

④越之：这里指吐法。

⑤其下者，引而竭之：病邪在下焦的，应用荡涤疏利的治法，使邪从下窍排出。

⑥中满者，泻之于内：中焦胀满坚实的，应用祛邪消导疏散的治法，使邪从内部消散。

⑦其有邪者：这里指表邪。

⑧渍形：以汤液浸渍使其出汗，包括熏蒸、浸浴等疗法。

⑨慓悍者：指邪气急猛之意。

⑩按而收之：按，抑制；收，收而制之。

⑪柔刚：柔则属阴，刚则属阳。柔刚，即阴阳之意。

⑫各守其乡：乡，指病变所在之处。

⑬决之：指逐瘀，放血之法。

⑭掣引：掣《太素》《甲乙经》均作“挚”，古通用。掣引：即升提补气法。是喻其作用如挚物引提上升的治法。

【释文】

所以，疾病初起，病情比较轻浅的，可用针刺而愈；病势盛实者，可用其他疗法消减病势而除之，凡疾病轻浅的，可用轻扬宣散法治之，病重的，宜用逐步削减的方法治之，气血虚衰的，应用补益法使其复彰。形体虚弱的，当以气分药温养之；阴精不足的，当以厚味药滋补之。如病在上的，可用吐法；病在下的，可用疏导泻下法祛除之；病在中而见胀满的，可用消法以消其坚满。邪在表的，可用汤液浸渍取汗，以去其邪；邪在皮肤的，可用发汗法使其外泄；病势急暴的，先采取措施，抑制其病势，待病势收敛，病情缓解，再审因论治；邪实之证，可用散法或泻法治之。审察病在阴在阳，以辨别其刚柔，病在阳的当治阴，病在阴的当治阳。确定病变的在气在血，使其互不扰乱。血聚成瘀的实证，宜用逐瘀、放血疗法，气虚的宜用升补法。

【按语】

根据疾病的发病趋向，以决定相应的治则和治法。本文论述的主要精神，是治病首先要明辨阴阳气血和邪正虚实，并根据病邪所在的部位及其发展趋向，然后因势利导，分别进行相应的治疗。诸如文中提出的祛邪扶正、补虚泻实、阳虚温气、阴虚补精和阳病治阴、阴病治阳等治则，选用解表、涌吐、消导、攻下等治法，列举药治、熏浴、按摩、放血等多种具体疗法。对于后世治则、治法的发展和临床实践，均有深远的影响和重要的指导意义。

【执医考点】

“故因其轻而扬之，因其重而减之，因其衰而彰之……气虚宜掣引之。”

五、素问·异法方宜论第十二

学习目标

1. 素质目标 通过对原文学习，增进对古文字及古文化多方面的了解，并在此基础上，增强人文素养，对中医药文化有更深更全的认知，提升职业素养及文化自信。

2. 知识目标 掌握“因地制宜、因人制宜”的治疗原则。

3. 能力目标 灵活运用“因地制宜、因人制宜”的治疗原则。

【原文】

黄帝问曰：医之治病也，一病而治各不同，皆愈何也?

岐伯对曰：地势使然也。

故东方之域，天地之所始生①也。鱼盐之地，海滨傍水，其民食鱼而嗜咸，皆安其处，美其食。鱼者使人热中②，盐者胜血③，故其民皆黑色疏理。其病皆为痈疡④，其治宜砭石。故砭石者，亦从东方来。

西方者，金玉之域，沙石之处，天地之所收引⑤也。其民陵居⑥而多风，水土刚强，其民不衣而褐荐⑦，其民华食⑧而脂肥，故邪不能伤其形体，其病生于内⑨，其治宜毒药⑩。故毒药者，亦从西方来。

北方者，天地所闭藏之域⑪也。其地高陵居，风寒冰冽，其民乐野处而乳食，脏寒生满病⑫，其治宜灸焫⑬。故灸焫者，亦从北方来。

南方者，天地所长养，阳之所盛处也。其地下，水土弱，雾露之所聚也。其民嗜酸而食胕[14]，故其民皆致理[15]而赤色，其病挛痹，其治宜微针[16]。故九针者，亦从南方来。

中央者，其地平以湿，天地所以生万物也众。其民食杂而不劳[17]，故其病多痿厥寒热[18]。其治宜导引按跻[19]，故导引按跻者，亦从中央出也。

故圣人杂合以治[20]，各得其所宜，故治所以异而病皆愈者，得病之情[21]，知治之大体也。

【注释】

①东方之域，天地之所始生：始生，谓开始生发。因东方法春，故生发之气自东开始。

②鱼者使人热中：鱼性属火。热中即热盛于内。王冰注："多饮数溲，谓之热中。"

③盐者胜血：胜血，即伤血，令血脉凝涩。

④其病皆为痈疡：热盛于内，且血脉凝涩不利，则易致热壅营血，郁于肉腠而发痈疡之病。皆，作多发、易发理解。

⑤天地之所收引：收，收敛；引，引急。系秋天多燥之气象。

⑥陵居：依山陵而居。

⑦不衣而褐荐：褐指毛布，荐指草席。指披毛布、铺草席的生活习惯。

⑧华食：鲜美酥酪骨肉之类的食品。

⑨邪不能伤其形体，其病生于内：因为人处于水土刚燥多风之域，多食肉类，则腠理密固，肌肤丰厚，身形健壮，故外邪不易侵入。病由饮食七情等内因导致者多。

⑩毒药：作用于人体，有一定反应的药物。古人泛指用以攻邪的内服药物。

⑪天地所闭藏之域：严寒天气以北方为尤甚，常应冬令闭藏之象，故称为闭藏之域。

⑫乐野处而乳食，脏寒生满病：北方之人喜游牧生活，多食牲畜之乳。乳性甘凉，生饮则凉而且凝。寒凝于内易伤中土之阳，妨碍脾胃的运化功能而致胀满发生。以寒伤中阳故曰脏寒。

⑬其治宜灸焫（ruò）：焫，即用艾火治病的灸法。北方气候寒冷，人宜阳气内固。若中阳不振而寒气内乘，治宜灸法以温热助阳祛寒。

⑭嗜酸而食胕：胕，与"腐"字同。谓经常吃酸味及发酵制成的食品。这与南方的气候物产有关。

⑮致理：指皮肤腠理密致。

⑯其病挛痹，其治宜微针：南方气候热，地势低而多湿，人处其间且又多食酸，酸味收敛，令腠理致密，使湿热蕴聚而不泄，则易内着筋脉而生挛痹。伤筋则挛，伤脉则痹。治宜针刺以通脉络。微针，为《灵枢经》所载九针之一，即毫针，主治痛痹。见《九针十二原》。

⑰其民食杂而不劳：中央指四方之中，当地居民受四方之物供给。

⑱故其病多痿厥寒热：地平多湿，人又不劳四体，致体弱阳虚易伤于湿而成痿厥，体弱易感外邪而生寒热。

⑲导引按跻（qiāo）：导引指摇动肢节筋骨。目的是通导血脉，舒引阳气。按跻则是按摩皮肉，摇动手足。导引按跻，相当于气功推拿等疗法。

⑳杂合以治：掌握所有的治病方法，以用来治疗。

㉑得病之情：就是既要了解病因，也要掌握病机，并全面地了解各方面的因素，综合分析，才能正确地认识病情。

【释文】

黄帝问道：医生在治疗疾病时，同样的病，但采用的治疗手段不同，结果都治愈了，这是为什么呢？岐伯回答说：这是由于地理环境不同所导致的。

东方地区，是天地之气开始发生的地方，盛产鱼盐，靠海傍水，当地居民喜欢吃鱼和咸味的食物，居处安定，以鱼盐为美食。然而，多食鱼会使人体内积热，过食咸味易伤血液。所以，当地居民大都肤色较黑、肌肉纹理也较疏松，所生之病多为痈肿疮疡一类，治疗适宜用砭石。因此，砭石疗法是从东方传来的。

西方地区，盛产金玉，地多沙石，自然气候具有类似秋天肃杀收引之气的特性。那里的人们依山而居，地高多风，水土的性质刚强，人们不讲究衣着，以毛布为衣，以细草为席，而饮食多是些鲜美的酥酪骨肉之类，因而形体较丰肥，所以外邪不易入侵，其病多由内生，治疗适宜用药物。因此，药物疗法是从西方传来的。

北方地区，自然气候具有类似冬天天地闭藏之气的特性。那里地势高峻，人们依山陵而居，周围环境是风寒冰冻，当地居民喜欢随时居住在野外，吃的是牛羊乳汁，因此内脏受寒而易得脘腹胀满一类的疾病，治疗适宜用艾火灸烤。因此，艾灸疗法是从北方传来的。

南方地区，自然气候适宜长养万物，是阳气最旺盛的地方。那里地势低下，水土薄弱，雾露经常聚集。当地的人们喜食酸味及发酵的食物，所以他们的皮肤肌肉纹理致密而色红，其病多为筋脉拘挛、肢体麻痹一类的疾病，治疗适宜用微针刺治。因此，九针疗法是从南方传来的。

中央地区，地势平坦而湿润，自然气候适宜万物生长，物产丰富。当地的人们食品种类繁多，生活安逸而不劳累，所以其病多为四肢痿弱、厥逆、寒热一类的疾病，治疗适宜用导引按跻的方法。因此，导引按跻疗法是从中央地区产生的。

所以，一个高明的医生应该掌握多种不同的治疗方法，针对病情，给予恰当的治疗。因此，治疗方法不同而疾病都能痊愈，是因为医生了解患者的具体情况，并掌握了治疗大法。

【按语】

本篇从治疗学角度讨论“因地制宜、因人制宜”的治疗原则。古代医者在长期的生活和医疗实践中，观察总结发现，不同地区、不同环境、不同体质，有不同的发病特点。因此，治疗过程中采用了砭石、毒药、灸焫、九针、导引、按摩等各种不同的治疗方法。

值得注意的是，本篇所论内容与近代气候区划思想、医学地理学思想有许多通应之处。即使在医学、科学如此发达的现代，《内经》的这些理论并不过时。

【执医考点】

“医之治病也，一病而治各不同，皆愈何也……地势使然也。”

六、素问·汤液醪醴论第十四

学习目标

1. 素质目标 通过对原文学习，增强对古文字及古文化多方面的了解，并在此基础上，增强人文素养，对中医药文化有更深更全的认知，提升职业素养及文化自信。

2. 知识目标 掌握汤液醪醴的使用、“神机”对治疗效果的影响、标本不得的危害。

3. 能力目标 在辨证治疗中灵活运用汤液醪醴，深刻理解“神机”对治疗效果的影响、标本不得的危害。

【原文】

黄帝问曰：为五谷汤液及醪醴①奈何？岐伯对曰：必以稻米，炊之稻薪，稻米者完，稻薪者坚。帝曰：何以然？岐伯曰：此得天地之和，高下之宜，故能至完，伐取得时，故能至坚也。帝曰：上古圣人作汤液醪醴，为而不用，何也？岐伯曰：自古圣人之作汤液醪醴者，以为备耳。夫上古作汤液，故为而弗服也。中古之世，道德稍衰，邪气时至，服之万全。帝曰：今之世不必已，何也？岐伯曰：当今之世，必齐②毒药攻其中，镵石③针艾治其外也。

帝曰：形弊血尽④而功不立者何？岐伯曰：神不使也。帝曰：何谓神不使⑤？岐伯曰：针石，道也⑥。精神不进，志意不治，故病不可愈。今精坏神去，营卫不可复收。何者？嗜欲无穷，而忧患不止，精气弛坏⑦，荣泣⑧卫除，故神去之而病不愈也。

帝曰：夫病之始生也，极微极精，必先入结于皮肤。今良工皆称曰：病成，名曰逆，则针石不能治，良药不能及也。今良工皆得其法，守其数⑨，亲戚兄弟远近音声日闻于耳，五色日见于目，而病不愈者，亦何暇不早乎？岐伯曰：病为本，工为标，标本不得⑩，邪气不服，此之谓也。

帝曰：其有不从毫毛而生，五脏阳以竭也。津液充郭⑪，其魄独居⑫，孤精于内，气耗于外，形不可与衣相保，此四极急而动中，是气拒于内，而形施⑬于外，治之奈何？岐伯曰：平治于权衡⑭，去宛陈莝⑮，微动四极，温衣，缪刺⑯其处，以复其形。开鬼门，洁净府⑰，精⑱以时服，五阳已布，疏涤五脏，故精自生，形自盛，骨肉相保，巨气乃平。帝曰：善。

【注释】

①汤液及醪醴：是古代的两种剂型，皆为由五谷制成的酒类，清稀淡薄的是汤液，稠浊甘甜的是醪醴，可再分稠浊的为醪，甘甜的为醴，即是清酒、浊酒、甜酒。

②齐：这里作“剂”字，调制、配伍的意思。

③镵（chán）石：砭石的一种。犁头状的古代针刺工具砭石。

④形弊血尽：弊，败坏或困乏的意思；尽，竭绝的意思。形容病情十分严重，到了整个形体败坏、气血竭绝的地步。

⑤神不使：使，作用的意思。神气严重败坏，虽经各种治疗，也不能发挥它应有的作用。

⑥针石，道也：毫针、砭石，是治疗疾病的工具和方法，其中蕴涵着深刻的道理与规律。

⑦弛坏：毁坏、败坏。

⑧荣泣：荣，指营气，《内经》中营气与荣气常常互用；泣，就是“涩”字，枯涩、涩滞的意思。

⑨守其数：遵守治病的规律法则。数，规律、法则。

⑩病为本，工为标，标本不得：患者的神机为本，医生的治疗措施和方法为标，如果患者体内的神机衰败，则不能使医生的治疗措施和方法发挥应有的作用。

⑪津液充郭：津液，这里指水湿；郭，就是“廓”字，这里指胸腹腔。

⑫其魄独居：魄，这里指阴精。五脏阳气衰竭，阴精不能化气发布到体表，所以叫独居于体内，与下句“孤精于内”是同义语。

⑬施（yì）：改变、变易的意思，体形因浮肿而改变。

⑭平治于权衡：权，秤锤；衡，秤杆，这里取平衡之意。平治于权衡，就是调整阴阳的偏盛偏衰，使相互达到平衡。

⑮去宛（yù）陈莝（cuò）：去，除去；宛，郁积；陈，陈久、陈腐；莝，斩除的意思。去宛陈莝，就是除去积久的陈腐之物，这里是说清除郁积日久的水液废物。

⑯缪（miù）刺：病在左边而针刺右边，病在右边而针刺左边的针治方法。

⑰开鬼门，洁净府：鬼门，指汗孔；净府，指膀胱。就是发汗、利小便的意思。

⑱精：这里指水湿，与“津液充郭”的“津液”同义。

【释文】

黄帝问道：用五种谷物来做汤液和醪醴，具体的方法是怎么样的？岐伯回答说：必须要用稻米作主要的原料，并且用稻秆作燃料。因为稻米的气味最完备，稻秆的性质最坚实。黄帝说：为什么这样说呢？岐伯说：这是因为稻米秉承自然界春生、夏长、秋收、冬藏阴阳调和之气，又生长在水土高下适宜的地方，所以稻米得天地之气味最完备；秋气主收，稻秆当秋季而收割，正是时候，所以性质最坚实。黄帝说：上古时代的贤良名医，制作汤液和醪醴，可是制成之后却不使用，这是为什么呢？岐伯说：自古以来，有学问的医生制作汤液和醪醴等制剂，是作为备用品。上古之人遵循养生之道，身体健康，所以虽然制作了汤液，却不服用。到了中古时代，崇尚养生之道的人少了，抵抗力减弱了，邪气随时能够入侵人体，因为病情较轻，所以服用了汤液或醪醴就会万无一失。黄帝说：当今时代的人，虽然也服用了汤液醪醴，疾病却不一定会好，这又是为什么呢？岐伯说：现在的社会又不同了，有了疾病就必须配制药物猛攻泻下治疗内部，还要用镵石、针刺、艾灸治疗外部，才能把病治好。

黄帝说：当病情发展到整个形体败坏、气血竭尽的地步，虽然经过各种治疗，仍然见不到效果，这是为什么呢？岐伯说：这是由于患者的神气严重败坏，已经不能发挥它应有作用的缘故。黄帝说：什么叫作神气不能发挥它应有的作用？岐伯说：针石，这只不过是一种治病的方法。现在患者的精神已经散乱不能恢复，意志昏愦不能处事，针石方法再好，病到这种地步已无法治好。何况现在病情已经严重到了精气衰败，神气消亡，营气、卫气也衰弱到了难再恢复的程度。为什么病情会发展到如此严重呢？主要由于患者平时的嗜好、欲望无穷无尽，患得患失、悲哀愁忧没有止境，使得精气衰败毁坏，营血运行涩滞不畅，卫气涣散，所以神气也就消亡，疾病就不能治好了。

黄帝说：一般说来，当疾病刚刚开始发生的时候，都很轻微、很单纯，邪气一定是先侵袭皮。可是现在，连技术优良的医生都说大病已经形成，还属于预后不好的逆证，使用针石不能医好，使用再好的药物也达不到疾病所在的部位了。何况这些技术优良的医生都掌握了治病的方法，又能遵守治病的法度，还与患者是亲戚兄弟，关系十分亲近，患者的声音每天都能传入医生的耳朵，患者的气色每天都能见于医生的眼睛，疾病却不能治好，为什么不及时治疗呢？岐伯说：患者的病情是本，医生的诊断治疗是标，如果医生的诊断治疗与患者的病情不一致，邪气就不会被制服。就是这个道理。

黄帝说：有的疾病不是由皮肤毫毛发生的，而是由于五脏的阳气衰竭，不能化水，导致水气充满胸腹、皮肤，阴气独居于体内所致。阴气偏盛于体内，阳气就更加耗散于外，形体浮肿，不能穿着原来的衣服。像这种四肢极度水肿，并影响到内脏的，由于阴气阻隔在内，体形因水肿改变在外的病证，如何进行治疗呢？岐伯说：平调阴阳，祛除水湿瘀血，轻微活动四肢，添衣保暖；采用缪刺法，恢复病人体形；再予发汗和利小便之法，使人体精气逐渐得以恢复，五脏阳气得到布散，从而涤除五脏水湿邪气。于是，阴精自然就会化生，形体自然就会壮盛，骨骼与肌肉也都能保持正常状态，人体的正气也就恢复了正常。黄帝说：很好。

【按语】

此文论述汤液醪醴的使用、“神机”对治疗效果的影响、标本不得的危害。

1. 汤液醪醴的使用　经文提醒并告诫人们：“当今之世，必齐毒药攻其中，镵石针艾治其外”，病才能治愈。即是说人类及其生存环境逐渐复杂化，致病因素对环境的适应性越来越强，疾病越来越复杂、难治，只外用砭石针艾治之，或单纯内服汤液醪醴，均不能达到治愈疾病的目的。

这种对汤液醪醴使用的阶段性效果不同的论述，体现古代医者以人为本，强调“志意治”的观念，也是中国传统人文对中医学影响的体现。这种观念即使在物质文明、精神文明高度发达的现代，也具有重要的历史及现实指导意义。

2. 神机对疗效的作用 ①“神不使”的含义：神机衰败不能遣使治疗措施和方法到达病所发挥治疗作用。汤液、醪醴、毒药、针石、艾灸等只是医疗的手段、工具和方法，是否产生治疗作用，关键是患病机体神的作用状态，即“神机”，与邪气相对时称“正气”。《素问·五常政大论》曰：“根于中者，命曰神机。”《灵枢·小针解》云：“神者，正气也。”这是无数医家长期医疗实践经验的总结。②神机决定治疗效果：神机使则病可治，神机不使则病不可治。神不使的机理为“精气弛坏，荣泣卫除”。神不使的表现是：形弊血尽，多治不效。由上述各种原因导致“精神不进，志意不治，精坏神去，神去之而病不愈”。

【执医要点】

1. “神不使”的含义及其临床意义。
2. “平治于权衡……五阳已布，疏涤五脏。”

七、素问·经脉别论第二十一

学习目标

1. 素质目标 通过对原文学习，增进对古文字及古文化多方面的了解，并在此基础上，增强人文素养，对中医药文化有更深更全的认知，提升职业素养及文化自信。

2. 知识目标 掌握饮食水饮在人体的消化吸收及转输过程。

3. 能力目标 将饮食水饮的消化吸收过程灵活运用于辨证治疗中。

【原文】

食气入胃，散精于肝，淫气于筋[①]；食气入胃，浊气[②]归心，淫精于脉[③]，脉气流经，经气归于肺，肺朝百脉[④]，输精于皮毛[⑤]，毛脉合精[⑥]，行气于府[⑦]，府精神明，留于四脏[⑧]，气归于权衡[⑨]。权衡以平，气口成寸，以决死生[⑩]。饮入于胃，游溢精气[⑪]，上输于脾，脾气散精，上归于肺，通调水道，下输膀胱。水精四布，五经并行，合于四时五脏阴阳，揆度[⑫]以为常也。

【注释】

①淫气于筋：肝主筋，谷食之气散于肝，濡养于筋。淫，浸淫满溢，此处为滋养濡润之意。

②浊气：指谷食之气中的浓稠的部分。

③淫精于脉：水谷精气中浓稠的部分归入于心，心中精气满溢，再将精气输入于血脉之中。

④肺朝百脉：肺主气，百脉中气血运行有赖于肺之调节，故百脉朝会于肺。朝，朝会。

⑤输精于皮毛：肺主皮毛，肺之精气充盈则输送于皮毛以滋润营养。

⑥毛脉合精：肺主气，心主血脉，毛脉合精，即气血相合。

⑦行气于府：即精气行于血脉之中的意思。《素问·脉要精微论》云："夫脉者，血之府也。"

⑧府精神明，留于四脏：指经脉中的精气，正常运行而不紊乱，流行输布于肝、心、脾、肾四脏。

⑨气归于权衡：言精气化为血气入于血脉，精气的敷布要保持平衡的生理状态。权衡，即平衡的意思。

⑩气口成寸，以决死生：肺朝百脉，脏腑之气皆显见于气口，故气口可诊脏腑之气血盛衰及病变。气口，指手腕桡动脉手太阴肺经所过之处，因其长 1.9 寸，故曰"气口成寸"。

⑪游溢精气：指精气浮游满溢。游溢，浮游盈溢之意。精气，即由水饮化生之精气。

⑫揆度：测度也。

【释文】

食物进入胃之后，化生的精微物质，一部分输散到肝，由肝再把它输送到全身的筋。另一部分浓稠的精微物质，注入于心，由心再把它输送到血脉，精气流行在血脉里，而血脉中的气血都要流归到肺，肺又将气血输送到全身所有的血脉中去，最后把精气输送到皮毛。当皮毛和血脉内外的精气进行交流会合后，又返还流归到血脉之中。血脉中的精气就这样循环流行不息，正常不乱，并流行输布于所有的脏腑，从而达到全身气血的平衡协调状态，而这种平衡协调的变化，表现在气口的脉象上，因此气口脉位虽然长不过一寸余，脉象却能判断患者的死生。水液进入胃之后，它的精气在胃中翻滚游动，上行输送到脾，经过脾的布散转输，再上行到肺，而肺气下降，能通利调达水道，水精便经水道一直下输到膀胱。水精就这样环流不息，四布周身皮毛，内灌五脏经脉；然而衡量水液代谢是否正常，还要看它是否能随着四季寒暑的变迁和五脏阴阳的变化，作出相应的调节。

【按语】

1. 论述谷食和水饮入胃后其精气输布运行的过程 谷食水饮的输布过程，主要有两个方面：一是"散精于肝"，二是"浊气归心"。这个输布过程，不仅能看出经脉在精气输布中的重要作用，而且还能看出肝、心、肺在输布过程中的相互作用。尤其是"肺朝百脉"的理论，指出精微物质，必须通过肺气化合，才能为人体利用，起到营养周身的作用，从而突出了肺在精微物质输布中的重要作用，是对肺主治节理论的进一步补充。

2. 提出"四时五脏阴阳"的学术观点 本节指出，水谷精气的输布、运行与自然界四时阴阳变化是相适应的。提示四时、五脏、阴阳之间是一个统一的整体，不可分割。

另外，原文以“权衡以平，气口成寸，以决死生”一段，说明寸口诊脉的原理及其重要性。

【执医考点】

“食气入胃，散精于肝……揆度以为常也。”

八、素问·太阴阳明论第二十九

学习目标

1. **素质目标** 通过对原文的学习，增强对中医药文化和中华文明的自信。
2. **知识目标** 掌握“脾病而四肢不用”的机理，理解“脾不主时”的理论。
3. **能力目标** 掌握“脾病而四肢不用”的临床意义。

【原文】

黄帝问曰：太阴阳明为表里，脾胃脉也，生病而异者何也?

岐伯对曰：阴阳[1]异位，更虚更实，更逆更从[2]，或从内，或从外[3]，所从不同，故病异名也。

帝曰：愿闻其异状也。

岐伯曰：阳者，天气也，主外；阴者，地气也，主内。故阳道实，阴道虚[4]。故犯贼风虚邪者，阳受之；食饮不节，起居不时者，阴受之。阳受之则入六腑；阴受之则入五脏[5]。入六腑，则身热，不时卧[6]，上为喘呼；入五脏，则䐜[7]满闭塞，下为飧泄[8]，久为肠澼[9]。

故喉主天气，咽主地气[10]。故阳受风气，阴受湿气[11]。故阴气从足上行至头，而下行循臂至指端；阳气从手上行至头，而下行至足。故曰：阳病者，上行极而下；阴病者，下行极而上[12]。故伤于风者，上先受之；伤于湿者，下先受之[13]。

【注释】

①阴阳：这里的阴阳，阴指足太阴脾经，阳指足阳明胃经。

②更虚更实，更逆更从：更，更替。杨上善注：“春夏阳明为实，太阴为虚；秋冬太阴为实，阳明为虚，即更虚更实也。春夏太阴为逆，阳明为顺；秋冬阳明为逆，太阴为顺也。”

③或从内，或从外：张志聪注：“或从内者，或因于饮食不节、起居不时而为腹满飧泄之病；或从外者，或因于贼风虚邪而为身热喘呼。”

④阳道实，阴道虚：张介宾注：“阳刚阴柔也。又外邪多有余，故阳道实；内伤多不足，故阴道虚。”

⑤阳受之则入六腑，阴受之则入五脏：阴、阳，这里指病邪侵袭的途径。阳为阳经，是从外而来的贼风虚邪侵袭人体的途径；阴为阴经，是由内而生的饮食等邪伤害人体的途径。

⑥不时卧：《甲乙经》载为“不得卧”，应根据《甲乙经》改作“不得卧”。

⑦膜（chēn）：胀满。

⑧飧（sūn）泄：大便稀薄，完谷不化。

⑨肠澼（pì）：即肠间有水，此处指痢疾病证。

⑩喉主天气，咽主地气：王肯堂注：“喉所以候气，咽所以咽物。盖肺主气，天也；脾主食，地也。”喉是喉咙，主天气，呼吸之气；咽在饮食物下咽的食管上端，主地气，水谷之气。

⑪阳受风气，阴受湿气：王冰注：“同气相求尔。”风为阳邪，故容易侵犯人体之阳；湿为阴邪，故容易侵犯人体之阴。

⑫阳病者，上行极而下；阴病者，下行极而上：张志聪注：“此言邪随气转也。人之阴阳出入，随时升降，是以阳病在上者，久而随气下行；阴病在下者，久而随气上逆。”

⑬伤于风者，上先受之；伤于湿者，下先受之：张介宾注：“阳受风气，故上先受之；阴受湿气，故下先受之。然上非无湿，下非无风，但受有先后耳。曰先受之，则后者可知也。”

【释文】

黄帝问道：太阴、阳明两经，互为表里，是脾胃所属的经脉，而所生的疾病不同，是为什么呢？

岐伯回答：太阴属阴经，阳明属阳经，两经循行的部位不同，四时的虚实顺逆不同，病或从内生，或从外入，发病原因也有差异，所以病名也就不同。

黄帝道：我想知道它们不同的情况。

岐伯说：人身的阳气，犹如天气，主卫护于外；阴气，犹如地气，主营养于内。所以阳气性刚多实，阴气性柔易虚。凡是贼风虚邪伤人，外表阳气先受侵害；饮食起居失调，内在阴气先受损伤。阳气受邪，往往传入六腑；阴气受病，每多累及五脏。邪入六腑，可见发热不得安卧，气上逆而喘促；邪入五脏，则见脘腹胀满，闭塞不通，在下为大便泄泻，病久而产生痢疾。所以喉司呼吸而通天气，咽吞饮食而连地气。因此阳经易受风邪，阴经易感湿邪。手足三阴经脉之气，从足上行至头，再向下沿臂膊到达指端；手足三阳经脉之气，从手上行至头，再向下行到足。所以说，阳经的病邪，先上行至极点，再向下行；阴经的病邪，先下行至极点，再向上行。故风邪为病，上部首先感受；湿邪成疾，下部首先侵害。

【原文】

帝曰：脾病而四支不用，何也？

岐伯曰：四支皆禀气于胃，而不得至经[①]，必因于脾，乃得禀也。今脾病不能为胃行其津液[②]，四支不得禀水谷气，气日以衰，脉道不利，筋骨肌肉皆无气以生，故不用焉。

帝曰：脾不主时[③]，何也？

岐伯曰：脾者土也，治中央[④]，常以四时长[⑤]四脏，各十八日寄治，不得独主于时也[⑥]。脾脏者，常著[⑦]胃土之精也。土者生万物而法天地。故上下至头足，不得主时也[⑧]。

帝曰：脾与胃以膜相连耳，而能为之行其津液，何也？

岐伯曰：足太阴者，三阴也，其脉贯胃属脾络嗌[⑨]，故太阴为之行气于三阴[⑩]；阳明者，表也，五脏六腑之海也，亦为之行气于三阳[⑪]。脏腑各因其经而受气于阳明[⑫]，故为胃行其津液。四支不得禀水谷气，日以益衰，阴道不利，筋骨肌肉无气以生，故不用焉。

【注释】

①至经：《太素》中载为“径至”，直接到达之意。

②津液：此指饮食水谷之精微之气。

③脾不主时：主，关联、和……相应。时，这里指春夏秋冬四季。

④治中央：治，主、旺也。张介宾注：“五脏所主，故肝木主春而旺于东，心火主夏而旺于南，肺金主秋而旺于西，肾水主冬而旺于北，唯脾属土而蓄养万物，故位应中央，寄旺四时各一十八日。”

⑤长：马莳注：“长，掌同，主也。”

⑥各十八日寄治，不得独主于时也：脾土之气在四季之中所主的时间，是每季的最后十八天，也就是立春、立夏、立秋、立冬之前的四个十八天，共七十二天，并不单独主四时的某一时。寄治，寄旺，分别在四季中各旺或各主时令。由于土之气并不独主一季，而是在四季中各主十八日，故称“寄治”。

⑦著：昭著，含旺盛、明显之意。

⑧故上下至头足，不得主时也：张介宾注：“脾为脏腑之本，故上至头，下至足，无所不及，又岂独主一时已哉？！”

⑨嗌（yì）：《说文解字》注：“嗌，咽也。”

⑩太阴为之行气于三阴：足太阴脾经将胃中的水谷精气转输到三阴经。三阴，指太阴、少阴、厥阴三阴经，实指五脏。

⑪亦为之行气于三阳：张介宾注：“虽阳明行气于三阳，然而赖脾气而后行，故曰亦也。三阳者，即六腑也。”

⑫脏腑各因其经而受气于阳明：其经，指脾经。五脏六腑接受阳明胃气的滋养，是通过脾经来完成的。

【释文】

黄帝道：脾病会引起四肢功能丧失，是为什么呢？

岐伯说：四肢都要禀受胃中水谷精气以濡养，但胃中精气不能直接到达四肢经脉，必须依赖脾气的传输，才能营养四肢。如今脾有病不能为胃输送水谷精气，四肢失去营养，则经气日渐衰减，经脉不能畅通，筋骨肌肉都得不到濡养，因此四肢便丧失正常的功能了。

黄帝道：脾脏不能主旺一个时季，是什么道理？

岐伯说：脾在五行中属土，主管中央之位，分旺于四时以长养四脏，在四季之末各寄旺十八日，故脾不单独主旺于一个时季。脾常使胃所化生的水谷精微布达于全身，像自然界天地的土气那样营养着一切，滋养着一切。所以它能从上到下，从头到足，输送水谷之精于全身各部分，而不专主旺于一时季。

黄帝道：脾与胃仅以一膜相连，而脾能为胃转输津液，是为什么呢？

岐伯说：足太阴脾经，属三阴，它的经脉贯通到胃，连属于脾，环绕咽喉，故脾能把胃中水谷之精气输送到手足三阴经；足阳明胃经，为脾经之表，是供给五脏六腑营养之处，故胃也能将太阴之气输送到手足三阳经。五脏六腑各通过脾经以接受胃中的精气，所以说脾能为胃运行津液。如四肢得不到水谷经气的滋养，经气便日趋衰减，脉道不通，筋骨肌肉都失却营养，因而也就丧失正常的功用了。

【按语】

本节讨论了足太阴脾经和足阳明胃经的生理功能、病理变化，以及脾胃的相互关系。论述了“四支不用”是由于脾失健运，不能为胃运行精微物质营养四肢的缘故，进一步突出了脾胃关系及其在人体生命功能活动中的重要作用。另外还突出说明了脾胃为后天之本的重要性，“脾不主时”，在于说明脾虽不独主一时，但却一年四季无时不主，人体任何脏腑组织器官在任何时令中，都不能离开脾胃化生的水谷精气的滋养。

【执医考点】

1.“脾病而四肢不用”机理及临床意义。

2.“脾者土也，主中央……不得独主于时也。”

【链接】

方某，男，59岁。患者3年前以腹泻、疲劳为诱因，逐渐出现右眼睑下垂、复视，西医诊断为眼肌型重症肌无力，经中西药治疗缓解。1年前于感冒发热后，又出现左眼睑下垂，复视，咀嚼吞咽困难，颈及肩胛无力。此后两个月中两次出现呼吸困难，诊为延髓型重症肌无力，用西药治疗后仍不能控制症状，遂来诊。症状大致如前，偏胖体型，面微赤，眼睑下垂，眼裂变小，头低倾，不能正常直立，两手不能上举。舌嫩，有齿痕，稍红，苔薄白，中心稍黄腻，脉沉细无力。证属脾气虚衰，肝郁肾虚，治宜健脾补气，疏肝滋肾。处方：黄芪45g，苍白术各12g，陈皮9g，党参15g，柴胡12g，升麻6g，甘草6g，生姜3g，大枣12g，熟地黄30g，淫羊藿15g，麦冬12g，五味子9g。

服药12剂后，自觉症状明显减轻，眼睑下垂基本恢复，进食不需休息。治疗半年，西药全撤，自觉症状完全消失。改予补中益气汤合益胃汤，制成丸剂调理。初诊13个月后复查，基本恢复正常，坚持半日工作，间断服上述丸药，基本治愈。(《方药中医案》)

九、素问·热论第三十一

学习目标

1. 素质目标 通过对原文的学习，增强对中医药文化和中华文明的自信。

2. 知识目标 掌握热病伤寒的传变规律和六经病证特点。

3. 能力目标 能运用热病伤寒的传变规律和六经病证特点，指导临床辨证用药。

【原文】

黄帝问曰：今夫热病者，皆伤寒①之类也。或愈或死，其死皆以六、七日之间，其愈皆以十日以上者何也？不知其解，愿闻其故。

岐伯对曰：巨阳者，诸阳之属也②，其脉连于风府③，故为诸阳主气也。人之伤于寒也，则为病热，热虽甚不死。其两感于寒④而病者，必不免于死。

帝曰：愿闻其状。

岐伯曰：伤寒一日，巨阳受之⑤，故头项痛，腰脊强；二日阳明受之，阳明主肉，其脉夹鼻，络于目，故身热目疼而鼻干，不得卧也；三日少阳受之，少阳主胆⑥，其脉循胁络于耳，故胸胁痛而耳聋。三阳经络皆受其病，而未入于脏者⑦，故可汗而已⑧。四日太阴受之，太阴脉布胃中络于嗌，故腹满而嗌干；五日少阴受之，少阴脉贯肾络于肺，系舌本，故口燥舌干而渴；六日厥阴受之，厥阴脉循阴器而络于肝，故烦满⑨而囊缩⑩。三阴三阳、五脏六腑皆受病，荣卫不行，五脏不通，则死矣。其不两感于寒者，七日⑪巨阳病衰，头痛少愈；八日阳明病衰，身热少愈；九日少阳病衰，耳聋微闻；十日太阴病衰，腹减如故，则思饮食；十一日少阴病衰，渴止不满⑫，舌干已而嚏；十二日厥阴病衰，囊纵少腹微下，大气皆去，病日已矣。

帝曰：治之奈何？

岐曰：治之各通其脏脉⑬，病日衰已矣。其未满三日者，可汗而已；其满三日者，可泄而已。

【注释】

①伤寒：病名，外感性热病的总称。

②诸阳之属也：足太阳经是所有阳经的统率。

③风府：穴位名称，位于发际上一寸，项后正中央，属于督脉。是足太阳经、督脉、阳维之会。

④两感于寒：互为表里的阴阳两经同时受邪而发病。如太阳、少阴同病，少阳、厥

阴同病，阳明、太阴同病。寒，泛指多种外邪而言。

⑤伤寒一日，巨阳受之：人伤于寒的第一日，太阳经首先受邪而得病。

⑥少阳主胆：胆，《甲乙经》《太素》载为“骨”。少阳胆与厥阴肝相表里，而肝主筋，筋会于骨，故少阳主骨。据上文“阳明主肉”，此处应作“少阳主骨”。

⑦未入于脏者：邪气尚未波及三阴经及五脏。脏，在此含有“三阴”及“里”的意义。

⑧可汗而已：张介宾注：“三阳为表属腑，邪在表而未入于三阴之脏者，皆可汗而散也。”

⑨烦满：烦闷的意思。

⑩囊缩：男子是阴囊收缩，有的注家说，女子是“乳头内缩”。

⑪七日：与下文的八日、九日等均指热病过程中，邪退正复疾病转愈的概数，其时间长短取决于邪正力量的对比。

⑫不满：《甲乙经》《伤寒例》没有“不满”二字，上文少阴病不言腹满，丹波元简认为“不满”二字，可能为衍文。

⑬治之各通其脏脉：治疗六经病证应通调其六经所属的脏腑经脉。

【释文】

黄帝问道：现在所说的外感发热的疾病，都属于伤寒一类，其中有的痊愈，有的死亡，死亡的往往在六七日之间，而痊愈的都在十日以上，这是为什么呢？我不知如何解释，想听听其中的道理。

岐伯回答说：足太阳经为六经之长，统摄阳分，故诸阳皆隶属于太阳。太阳的经脉连于风府，与督脉、阳维相会，所以太阳为诸阳主气，各个阳经之气都由足太阳经所主持，故主一身之阳气，主一身之表。人感受寒邪以后，往往成为热病。因寒邪先影响足太阳经，太阳主一身之阳，邪气侵犯易成为热病。发热虽重，一般不会死亡。如果阴阳表里二经同时感受寒邪而发病，就难免于死亡了。

黄帝说：我想知道伤寒的症状。

岐伯说：伤寒病一日，为太阳经感受寒邪，足太阳经脉从头下项，夹脊抵腰中，所以头项痛，腰脊强直不舒。二日阳明经受病，阳明主肌肉，足阳明经脉夹鼻络于目，下行入腹，所以身热目痛而鼻干，不能安卧。三日少阳经受病，少阳主骨，足少阳经脉，循胁肋而上络于耳，所以胸胁痛而耳聋。若三阳经络皆受病，尚未入里入阴的，都可以发汗而愈。四日太阴经受病，足太阴经脉散布于胃中，上络于咽，所以腹中胀满而咽干。五日少阴经受病，足少阴经脉贯肾，络肺，上系舌本，所以口燥舌干而渴。六日厥阴经受病，足厥阴经脉环阴器而络于肝，所以胸胁烦闷，男子阴囊收缩，女子乳头内缩。如果三阴三阳经脉和五脏六腑均受病，以致营卫不能运行，五脏之气不通，人就要死亡了。如果病不是阴阳表里两感于寒邪的，则第七日太阳病邪气衰退，头痛稍愈；八日阳明病衰，身热稍退；九日少阳病衰，耳聋将逐渐能听到声音；十日太阴病衰，腹满已消，恢复正常，而欲饮食；十一日少阴病衰，口不渴，舌不干，能打喷嚏；十二日厥阴病衰，阴囊松弛，渐从少腹下垂。至此，大邪之气已去，病也逐渐痊愈。

黄帝说：怎么治疗呢？

岐伯说：治疗时，应根据病在何脏和经，分别予以施治，病将日渐衰退而愈。对这类病的治疗原则，一般病未满三日，而邪犹在表的，可发汗而愈；病已满三日，邪已入里的，可泄热而愈。

【按语】

本节讨论的是六经热病的症状、传变的次序、治疗的基本原则。热病的一般传变规律：太阳经病→阳明经病→少阳经病→太阴经病→少阴经病→厥阴经病。文中列举的六经症状皆为实热证。太阳经病见头项痛、腰脊强；阳明经病见身热、目疼、鼻干、不得卧；少阳经病见胸胁痛、耳聋；太阴经病见腹满而咽干；少阴经病见口燥舌干而渴；厥阴病见烦满而囊缩。治疗原则为“其未满三日者，可汗而已；其满三日者，可泄而已”，即邪气仍在三阳之表，可用汗法治疗；邪热壅积于三阴之里，可用清泄之法以去其热。

【执医考点】

“治之各通其脏脉……可泄而已。”

【链接】

张某，男，57岁。身发寒热已二十余日，曾服药发汗，汗出又复畏风，全身倦怠无力，不思饮食，小便黄，量甚少。舌苔薄黄质红，脉弦数。辨证立法：病已二十余日，邪正互争，寒热时作，病在半表半里之间，故服药虽汗出，而邪仍不得解。小便黄少，苔黄舌红而脉弦数，说明兼有里热，拟和表里，清内热，通利膀胱水道之法治之。处方：赤白芍各6g，川桂枝（柴胡4.5g同炒）1.5g，旋覆花（炒半夏曲10g同布包）6g，炒香豉6g，炒知母6g，川厚朴4.5g，炒山栀10g，煨草果4.5g，白通草4.5g，白茅根12g，酒黄芩10g，赤茯苓10g，白苇根12g，酒黄连4.5g，赤小豆10g，炙甘草3g。药服四剂，服药后寒热大为减轻，周身舒畅，二十余日以来无此佳象。尿量增多，食欲稍好。(《施今墨医案》)

十、素问·评热病论第三十三

学习目标

1. **素质目标** 通过对原文的学习，增强对中医药文化和中华文明的自信。
2. **知识目标** 掌握劳风的含义和治则。
3. **能力目标** 能运用劳风的治则和预后知识，指导对劳风进行辨治和预后判断。

【原文】

帝曰：劳风[①]为病何如？

岐伯曰：劳风法在肺下[②]。其为病也，使人强上冥视[③]，唾出若涕，恶风而振寒，此为劳风之病。

帝曰：治之奈何？

岐伯曰：以救俯仰④。巨阳引⑤精者三日，中年者五日，不精者七日。咳出青黄涕，其状如脓，大如弹丸，从口中若鼻中出，不出则伤肺，伤肺则死也。

【注释】

①劳风：杨上善注："劳中得风为病，名曰劳中，亦曰劳风。"

②法在肺下：劳风病的病位通常在肺部。

③强上冥视：强上，头项强滞；冥视，目眩头晕。

④以救俯仰：俯，前俯；仰，后仰。通过宣畅胸中气机，使呼吸畅利而解救患者因胸闷咳嗽、呼吸困难以俯仰的痛苦。

⑤巨阳引：在足太阳经上取穴针刺，以引动经气的治疗方法。

【释文】

黄帝说：劳风的病情是怎样的呢？

岐伯说：劳风的受邪部位常在肺部，其发病的症状，使人头项强直，头昏眩而视物不清，咳吐出的黏痰似鼻涕，恶风而寒栗，这就是劳风病的发病情况。

黄帝说：怎样治疗呢？

岐伯说：首先应使其呼吸通畅。用针刺的方法引动足太阳经的经气以祛邪，肾精充足的青壮年人，太阳之气能引肾精外布，则水能济火，经适当治疗，可三日而愈；中年人精气稍衰，须五日可愈；老年人精气已衰，水不济火，须七日始愈。这种患者，咳出青黄色黏痰，其状似脓，凝结成块，大小如弹丸，应使痰从口中或鼻中排出，如果不能咳出，就要伤其肺，肺伤则死。

【按语】

本节讨论的是劳风的含义、病位、病机、治则和预后。劳风是因劳受风，化热壅肺的病证。其病位在肺，风邪袭肺，灼伤阴液，痰热涌盛，肺失宣降为基本病机。临床可见咳嗽、咳黄脓痰、恶风振寒、头项强直、头昏眩而视物不清。以利肺、解表为治则。提出预后的好坏与年龄及精气的盛衰有直接关系。

【执医考点】

"劳风法在肺下……伤肺则死也。"

【链接】

崔某，男，45岁。患者发高烧，咳嗽，吐黏脓痰，有臭味，胸部疼痛，呼吸促，口且渴；舌质红，苔黄，脉滑数有力。诊为肺痈，治以清肺热解毒排脓为主。处方：冬瓜子30g，金银花30g，蒲公英30g，生薏苡仁30g，鲜芦根60g，桔梗10g，牡丹皮10g，枳实10g，葶苈子10g，川贝母10g，桃仁10g，紫苏子10g，黄芩15g。服2剂后，诸症减轻，唯痰仍有臭味，又按原方继续服用，连进5剂，诸证皆除而获痊愈。（《崔洪勋医案》）

十一、素问·咳论第三十八

学习目标

1. 素质目标　通过对原文的学习，增强对中医药文化和中华文明的自信。
2. 知识目标　掌握咳嗽的病因病机。
3. 能力目标　能运用咳嗽的病因病机和“因时制宜”的原则来辨治咳嗽。

【原文】

黄帝问曰：肺之令人咳，何也？岐伯对曰：五脏六腑皆令人咳，非独肺也。帝曰：愿闻其状。岐伯曰：皮毛者，肺之合也，皮毛先受邪气，邪气以从其合也。其寒饮食入胃，从肺脉上至于肺，则肺寒，肺寒则外内合邪①，因而客之，则为肺咳。五脏各以其时受病②，非其时，各传以与之③，人与天地相参，故五脏各以治时④，感于寒则受病，微则为咳，甚则为泄、为痛⑤。乘⑥秋则肺先受邪，乘春则肝先受之，乘夏则心先受之，乘至阴⑦则脾先受之，乘冬则肾先受之。

【注释】

①外内合邪：即内外寒邪相合。外，指外感寒邪；内，指内伤寒饮。

②五脏各以其时受病：“各以其时”为五脏所主之时令，如肝主春、心主夏、脾主长夏、肺主秋、肾主冬。指五脏在各自所主的时令感受邪气而发病。

③非其时，各传以与之：“非其时”为非肺所主的秋季。之，指肺。即指五脏在各自所主时令感受邪气发病后，分别波及于肺而引起咳病。

④治时：指五脏所主的时令。

⑤微则为咳，甚则为泄、为痛：张介宾注：“邪微者浅而在表，故为咳。甚者深而入里，故为泄为痛。”咳为肺的症状，泄与痛为五脏六腑受邪的症状，兼见泄与痛的症状，说明病情发展。

⑥乘：趁也。此指当……之时。

⑦至阴：指脾所主时令之长夏。

【释文】

黄帝问：肺脏有病变能使人出现咳嗽，这是为什么？岐伯说：五脏六腑出现病变都可能使人咳嗽，不单是肺病如此。黄帝说：很想听你讲讲其具体情况。岐伯说：皮毛属表，与肺相合，皮毛感受了寒邪，寒邪就会由表入里累及肺脏。若喝了过多的冷水、吃了过凉的食物，则寒气侵入胃，循着肺脉上注入肺，肺也会因此受寒，如此，外内的寒邪互相结合，停留在肺脏，就会导致肺咳。至于五脏所致的咳嗽，是五脏在各自所主时令感受邪气发病后，分别波及于肺而引起咳病。并不都是肺在它所主之时受病致咳。人和自然界是相应的。五脏各在它所主的时令中受寒邪侵袭，得了病，轻微的，只是咳嗽；严重的，则会寒气入里，造成泄泻、腹痛。一般而言，当秋天的时候，是肺先受邪；当春天的时候，是肝先受邪；当夏天的时候，是心先受邪；当长夏的时候，是脾先受邪；当冬天的时候，是肾先受邪。

【按语】

本段主要讨论了咳证的病因病机。咳嗽的成因有二：一是外感寒邪，皮毛为肺之合，皮毛受邪则从其合内传于肺。二是内有寒饮停聚，因肺脉起于中焦，寒凉饮食入胃，则循肺脉上至于肺，内外之寒合并伤肺，致使肺气失调，宣降失职，上逆而为咳。咳嗽的主要病变在肺，但其他脏腑的病变也可影响到肺，导致肺气上逆发生咳嗽，即所谓“五脏六腑皆令人咳，非独肺也”，将咳嗽的病变扩大到五脏六腑，说明咳嗽虽然是肺脏受邪后的病变反映，但与五脏六腑的功能失调密切相关。本文从整体观念出发，提出“五脏六腑皆令人咳，非独肺也”的理论，同时提出四时五脏的发病观。这些观点对临床辨治咳证具有重要指导意义。

【执医考点】

1. “五脏六腑皆令人咳”的理论及临床意义。
2. “肺之令人咳，何也？……乘冬则肾先受之。”

【链接】

以四时论之，春季咳，木气升也，治宜兼降。前胡、杏仁、海浮石、瓜蒌仁之属。夏季咳，火气炎也，治宜兼凉。沙参、花粉、麦冬、知母、玄参之属。秋季咳，燥气乘金也，治宜清润。玉竹、贝母、杏仁、阿胶、百合、枇杷膏之属。冬季咳，风寒侵肺也，治宜温散。紫苏叶、川芎、桂枝、麻黄之属。(《类证治裁》)

十二、素问·举痛论第三十九

学习目标

1. 知识目标 通过对原文的学习，增强对中医药文化和中华文明的自信。

2. 素质目标 掌握“百病生于气”“九气为病”这一发病机制。

3. 能力目标 学会运用“九气为病”发病原理，指导自己、亲友、患者通过调畅情志等方法进行养生。

【原文】

余知百病生于气[1]也，怒则气上，喜则气缓，悲则气消，恐则气下，寒则气收，炅则气泄，惊则气乱，劳则气耗，思则气结。九气不同，何病之生？岐伯曰：怒则气逆，甚则呕血及飧泄[2]，故气上[3]矣。喜则气和志达，荣卫通利，故气缓[4]矣。悲则心系急，肺布叶举，而上焦不通，荣卫不散，热气在中，故气消[5]矣。恐则精却[6]，却则上焦闭，闭则气还，还则下焦胀，故气不行[7]矣。寒则腠理闭，气不行，故气收[8]矣。炅则腠理开，荣卫通，汗大泄，故气泄⑨。惊则心无所倚，神无所归，虑无所定⑩，故气乱矣。劳则喘息汗出，外内皆越，故气耗⑪矣。思则心有所存，神有所归，正气留而不行，故气结⑫矣。

【注释】

①百病生于气：张介宾注："气之在人，和则为正气，不和则为邪气，凡表里虚实，逆顺缓急，无不因气而至，故百病皆生于气。"气，此处指气机失调。

②飧（sūn）泄：即腹泻。《甲乙经》《太素》均作"食而气逆"四字。

③气上：肝在志为怒，其脏位于膈下，大怒则扰动肝气，肝气从下向上冲逆，是谓气上。其症状是呕血，气逼血升之故；飧泄，为肝气乘脾之故。

④气缓：张琦注："九气皆以病言，缓当为缓散不收之意。"适当的喜乐则气和志达，荣卫通利，是气机和缓的正常生理状态。但暴喜则可使心气过缓，以至涣散不收而为病。

⑤气消：消为消耗之意，悲生于心使心系拘急，心肺同居上焦，心系急则肺叶上举，阻遏上焦营卫之气的宣发，气郁生热，热消心肺精气，故谓"气消"。

⑥精却：却，退也。即指肾精不能上承而下陷为病。

⑦气不行：《新校正》云："详'气不行'当为'气下行'也。"肾气主升，今恐致精却则气陷而无升，故气下行。

⑧气收：收，收敛。寒性主收，使腠理闭塞，则营卫之气收敛而不畅行。

⑨气泄：指营卫津液之气随汗而耗泄。

⑩心无所倚，神无所归，虑无所定：倚，依赖、倚仗；归，回、返也；定，安定、平定。指大惊致心气动荡不宁，心神不能内守，而思虑无所安定。

⑪外内皆越，故气耗：越，消散、散失。即指喘则肺气散失而内气越，汗出营卫散失而外气越，因而气为之耗散。

⑫气结：结，结聚。指气机凝滞结聚。

【释文】

黄帝说：我已知道许多疾病的发生，都是由气机失调引起的。如暴怒则气上逆，大喜则气缓散，悲哀过度则气消散，恐惧则气下陷，遇寒则气收聚，受热则气外泄，过惊则气混乱，过劳则气耗损，思虑过度则气郁结，这九样气的变化，各不相同，各又导致什么病呢？岐伯说：大怒则气上逆，严重的可以引起呕血和飧泄，所以说是"气逆"。喜乐则气和顺而志意畅达，荣卫之气通利，所以说是"气缓"。悲哀过甚则心系拘急，致肺叶上举，上焦不通，营卫之气得不到布散，热气郁闭于中而耗损肺气，所以说是"气消"。恐惧则使肾之精气下陷，精气下却则升降不交，故上焦闭塞，上焦闭塞则气还归于下，气郁于下则下焦胀满，所以说"恐则气下"。寒冷之邪，能使腠理闭塞，营卫之气收敛而不畅行，所以说是"气收"。过热则腠理开发，营卫津液之气过于疏泄，汗大出，所以说是"气泄"。大惊致心气动荡不宁，心神不能内守，而思虑无所安定，所以说是“气乱”。过劳则喘息汗出，喘则肺气散失而内气越，汗出营卫散失而外气越，因而气为之耗散，因此说是“气耗”。思虑太多，心气受损，精神呆滞，气就会凝滞而不能运行，此说是“气结”。

【按语】

本段讨论了情志过度、寒热偏胜、劳力太过等因素导致全身气机失调的机理及部分证候，其中突出了情志因素的重要性。各种致病因素只有在造成气机失调的情况下才会发生疾病，故云“百病生于气”，认为气机失调是疾病发生的基本机理，从气的运动和畅与失调立论探求生命活动规律，在理论上具有中医学的鲜明特色。这一观点具有很高的理论价值和临床意义。同时，九气为病，致病各有特点，原文“气上”“气下”“气泄”“气结”等，正是对这些特点的高度概括，为临床诊断不同因素致病及其病机特点，进而制定相应的治疗法则以及组方、遣药提供指导。在九气为病中，属于情志因素者占六种，突出了情志因素的重要性。同时也提示情志因素致病，其基本病机是气机逆乱失调，这就为诊治情志病指出了方向。

【执医考点】

“余知百病生于气也，怒则气上，喜则气缓，悲则气消，恐则气下，寒则气收，炅则气泄，惊则气乱，劳则气耗，思则气结。”

【链接】

汪石山治一孀妇。年四十余。患走气，遍身疼痛，或背胀痛，或胁抽痛，或一月二三发，发则呕尽所食方快，饮食不进，久伏床枕。医作气治，用流气饮；或作痰治，用丁藿二陈汤，病甚。邀余视之。脉皆细微而数，右脉尤弱。曰：此恐孀居忧思，伤脾而气郁也。理宜补脾散邪。以人参三钱，香附、砂仁、黄芩、甘草各五分，黄芪二钱，当归身一钱半，川芎八分、干姜四分。煎服十余帖，脉之数而弱者稍缓而健，诸痛亦减。仍服前方，再用人参、黄芪、川芎、香附、山栀、甘草，以神曲糊丸，服之病除。（《汪石山医案》）

十三、素问·痹论第四十三

学习目标

1. 素质目标 通过对原文的学习，增强对中医药文化和中华文明的自信。

2. 知识目标 掌握五脏痹和六腑痹的临床表现和治疗，熟悉五脏痹和六腑痹的形成和预后。

3. 能力目标 学会运用五脏痹和六腑痹的临床表现来分析判断病变的类型、部位和发展趋势。

【原文】

黄帝问曰：痹之安生？岐伯对曰：风寒湿三气杂至，合而为痹也。其风气胜者为行痹，寒气胜者为痛痹，湿气胜者为著痹也。

【释文】

黄帝问岐伯：痹病是怎么产生的？岐伯回答说：风寒湿三邪共同入侵人体，痹阻经络关节、肌肉、骨骼血脉而成为痹。其中，风偏胜，表现病位游移善变的，为行痹；寒邪偏胜，以疼痛为特征的，叫痛痹；湿邪偏胜，以局部不仁，病位固定为特征的，叫着痹。

【按语】

本段论述了痹病的病因病机和按病因分类。病因是风寒湿，病机是风寒湿三气合而为病，入侵人体，痹阻而成。其中风偏胜的叫“行痹”，寒偏胜的叫“痛痹”，湿偏胜的叫“著痹”。

【原文】

帝曰：其有五者何也？岐伯曰：以冬遇此者为骨痹，以春遇此者为筋痹，以夏遇此者为脉痹，以至阴遇此者为肌痹，以秋遇此者为皮痹。

【按语】

本段论述了痹证按五体分类可分为骨痹、筋痹、脉痹、肌痹、皮痹五类。

【原文】

帝曰：内舍五脏六腑，何气使然？岐伯曰：五脏皆有合，病久而不去者，内舍与其合也。故骨痹不已，复感于邪，内舍于肾；筋痹不已，复感于邪，内舍于肝；脉痹不已，复感于邪，内舍于心；肌痹不已，复感于邪，内舍于脾；皮痹不已，复感于邪，内舍于肺。所谓痹者，各以其时重感于风寒湿之气也。

【按语】

本段讨论了痹久不愈，可内传五脏。说明内脏之痹，是由肌体痹证日久不愈发展而来。

【原文】

凡痹之客五脏者，肺痹者，烦满喘而呕；心痹者，脉不通，烦则心下鼓①，暴上气而喘，嗌干，善噫②，厥气上则恐；肝痹者，夜卧则惊，多饮数小便，上为引如怀③；肾痹者，善胀，尻以代踵，脊以代头④；脾痹者，四肢解墯，发咳呕汁，上为大塞⑤。肠痹者，数饮而出不得，中气喘争⑥，时发飧泄。胞痹⑦者，少腹膀胱按之内痛，若沃以汤⑧，涩于小便，上为清涕⑨。

阴气⑩者，静则神藏，躁则消亡⑪。饮食自倍，肠胃乃伤。淫气⑫喘息，痹聚在肺；

淫气忧思，痹聚在心；淫气遗溺，痹聚在肾；淫气乏竭[13]，痹聚在肝；淫气肌绝[14]，痹聚在脾[15]。

诸痹不已，亦益内[16]也。其风气胜者，其人易已也。

帝曰：痹，其时有死者，或疼久者，或易已者，其故何也？岐伯曰：其入脏者死，其留连筋骨间者疼久，其留皮肤间者易已。

帝曰：其客于六腑者，何也？岐伯曰：此亦其食饮居处，为其病本也。六腑亦各有俞，风寒湿气中其俞，而食饮应之，循俞而入，各舍其腑也。

帝曰：以针治之奈何？岐伯曰：五脏有俞，六腑有合[17]，循脉之分，各有所发[18]，各随其过，则病瘳也[19]。

【注释】

①心下鼓：心下鼓动，即心悸。

②善噫：作“嗳气”解。

③上为引如怀：引，《说文》曰：“开弓也。”形容腹部胀大，如怀孕之形状。

④尻（kāo）以代踵（zhǒng），脊以代头：尻，尾骶部。踵，足后跟。尻以代踵，谓足不能站立和行走，以尻代之；脊以代头，谓头俯而不能仰，背驼甚而脊高于头。

⑤上为大塞：上，指上焦。大，郭霭春校“大”应作“不”，形误。不与否古通，《广雅·释诂四》注：“否，不也”；而否又通“痞”，故“大塞”即“痞塞”。上为大塞指上焦痞塞。

⑥中气喘争：指腹中有气攻冲，肠中雷鸣。

⑦胞痹：胞，通“脬”，指膀胱。胞痹即膀胱痹。

⑧若沃以汤：沃，灌也；汤，热水也。指似灌以热汤，形容按之热盛也。

⑨上为清涕：即鼻流清涕。

⑩阴气：指五脏之精气。因脏为阴，故称为阴气。

⑪静则神藏，躁则消亡：张介宾注：“人能安静，则邪不能干，故精神完固而内藏；若躁扰妄动，则精神耗散，神志消亡，故外邪得以乘之，五脏之痹因而生矣。”

⑫淫气：此指内脏淫乱失和之气。凡五体痹证日久不愈，内脏之气淫乱，则风寒湿邪内聚于五体相合之脏，而成为脏腑痹证。

⑬乏竭：即气血衰败，疲乏力竭。马莳注：“邪气浸淫，阴血乏竭，正以肝主血，唯痹聚在肝，故乏竭若是。”

⑭肌绝：此指甚饥不能食，是邪闭脾胃之证。《太素》作“饥绝”，并注：“饥者，胃少谷也。饥过绝食则胃虚，故痹聚。”

⑮痹聚在脾：杨上善注：“淫气肌绝，痹聚在胃”；此后有“淫气壅塞，痹聚在脾”八字。

⑯益内：病甚逐渐向内发展之义。益，渐也，此引申为浸淫、蔓延之义。

⑰五脏有俞，六腑有合：此句为互文。即五脏六腑皆有俞穴、合穴。高世栻注：

"不但六腑有俞，而五脏有俞；不但五脏有合，而六腑有合。"

⑱各有所发：各经受邪，均在各自经脉所循行的部位发生病变而出现症状。

⑲各随其过，则病瘳（chōu）也：过，病变也。瘳，病愈也。指各随其病变部位而治之则病愈。

【释文】

凡痹病侵入到五脏，所发生的病变和症状各有不同。肺痹的症状表现：烦闷胀满，喘逆呕吐。心痹的症状表现：血脉不通，烦躁心悸，突然气逆上壅而喘息，咽干，易嗳气，逆气上乘于心则引起恐惧。肝痹的症状表现：夜间睡眠多惊，饮水多，小便频数，腹部胀大，如怀孕之形状。肾痹的症状表现：浑身肿胀，骨痿而足不能立和行，行步时臀部着地；头俯而不能仰，背驼甚而脊高于头。脾痹的症状表现：四肢倦怠无力，咳嗽，呕吐清水，胸部痞塞。肠痹的症状表现：频频饮水而小便困难，腹中有气攻冲，肠中雷鸣，时而发生完谷不化的泄泻。膀胱痹的症状表现：少腹膀胱部位按之疼痛，且腹中觉热，好像灌了热汤，小便涩滞不爽，鼻流清涕。

五脏精气，安静则精神完固而内藏，躁扰妄动则耗散；饮食过量，肠胃就要受伤，致气失其平和。五体痹证日久不愈，内脏之气淫乱，则风寒湿邪易内聚于五体相合之脏，成为脏腑痹证。致痹之邪引起呼吸喘促，是痹发生在肺；致痹之邪引起忧伤思虑，是痹发生在心；致痹之邪引起遗尿，是痹发生在肾；致痹之邪引起气血衰败，疲乏力竭，是痹发生在肝；致痹之邪引起甚饥不能食，是痹发生在脾。

总之，各种痹病日久不愈，病变会逐渐向人体的内部发展。如属于风气较胜的，那么患者就比较容易痊愈。

黄帝问：患痹病后，经常有死的，有疼痛长期不好的，有很快就好的，这是什么缘故？岐伯说：痹邪内犯到五脏，则病重甚至会导致人死亡；痹邪缠绵稽留在筋骨间，则痛久难愈；痹邪停留在皮肤间，则容易痊愈。

黄帝问道：痹邪侵入到六腑，这是为什么？岐伯说：饮食不节、居处失宜是导致腑痹的根本原因。六腑也各有俞穴，风寒湿邪从外侵及它的俞穴，而内有饮食所伤的病理基础与之相应，于是病邪就循着俞穴入里，留滞在相应的腑。

黄帝问道：应怎样用针刺治疗痹证呢？岐伯说：五脏各有俞穴可取，六腑各有合穴可取，循着经脉所行的部位，各有发病的征兆，根据病邪所在的部位，取相应的俞穴或合穴进行针刺，病就可以痊愈了。

【按语】

本段论述了脏腑痹证（五脏痹和六腑痹）的病因、发病、临床表现、治疗及预后。这种从临床表现来分辨痹在何脏何腑，可视为脏腑辨证之范例。关于脏腑痹证的形成，一方面本文指出："诸痹不已，亦益内也。"说明内脏之痹是由肢体痹证日久不愈发展而成。然其病因仍属为风寒湿三气，另一方面本文又提出"阴气者，静则神藏，躁则消亡"，"饮食自倍，肠胃乃……其客于六腑者……亦其食饮居处，为其病本也"。可见脏腑痹的形成与否，还有其内在的条件。这一点在预防方面有重要的指导意义。

【执医考点】

“凡痹之客五脏者，肺痹者，烦满喘而呕；心痹者，脉不通，烦则心下鼓，暴上气而喘，嗌干，善噫，厥气上则恐……涩于小便，上为清涕。”

【链接】

张令施乃弟伤寒坏症。两腰偻废，卧床彻夜痛叫，百治不效，求诊于余。其脉亦平顺无患，其痛则比前大减。余曰：病非死症，但恐成废人矣。此症之可以转移处，全在痛如刀刺，尚有邪正相争之象；若全然不痛，则邪正混为一家，相安于无事矣。今痛觉大减，实有可虑，宜速治之。病者曰：此身既废，命安从活，不如速死！余蹙额欲为求全，而无治法。谛思良久，谓热邪深入两腰，血脉久闭不能复出，止有攻散一法。而邪入既久，正气全虚，攻之必不应。乃以桃仁承气汤，多加肉桂、附子，二大剂与服，服后即能强起，再仿前意为丸，服至旬余全安。此非昔人之已试，乃一时之权宜也，然有自来矣。仲景于结胸症，有附子泻心汤一法，原是附子与大黄同用，但在上之症气多，故以此法泻心，然则在下之症血多，独不可仿其意，而合桃仁、肉桂以散腰间之血结乎！（《喻嘉言医案》）

十四、素问·痿论第四十四

学习目标

1. **素质目标** 通过对原文的学习，增强对中医药文化和中华文明的自信。
2. **知识目标** 掌握治疗痿证的基本原则。
3. **能力目标** 能运用治疗痿证的原则来指导临床对痿证的辨治。

【原文】

帝曰：如夫子言可矣。论言①治痿者，独取阳明何也？岐伯曰：阳明者，五脏六腑之海，主闰②宗筋③，宗筋主束骨而利机关④也。冲脉者，经脉之海也，主渗灌谿谷⑤，与阳明合于宗筋，阴阳揔宗筋之会⑥，会于气街⑦，而阳明为之长⑧，皆属于带脉⑨，而络于督脉。故阳明虚则宗筋纵，带脉不引⑩，故足痿不用也。帝曰：治之奈何？岐伯曰：各补其荥而通其俞⑪，调其虚实，和其逆顺，筋脉骨肉，各以其时受月⑫，则病已矣。帝曰：善。

【注释】

①论言：指《灵枢·根结》所言。张介宾注：“论言者，即《根结》篇曰：“痿疾者，取之阳明。”

②闰：《针灸甲乙经》作“润”，润养也。

③宗筋：此处指众筋，泛指全身之筋膜。

④宗筋主束骨而利机关：束，约束、联属。机关，即关节。即指众筋主司约束骨节而滑利关节。

⑤谿（xī）谷：指肌肉分腠。《素问·气穴论》曰："肉之大会为谷，肉之小会为谿。"张志聪注："谿谷者，大小之分肉。"

⑥阴阳揔（zǒng）宗筋之会：阴阳指阴经、阳经。揔，会聚也。宗筋，特指前阴。张介宾注："宗筋聚于前阴，前阴者，足之三阴、阳明、少阳及冲、任、督、跻，九脉之所会也。"即指阴经阳经总会聚于宗筋。

⑦气街：穴位名，又名气冲，在腹股沟稍上方，当脐中下5寸，距前正中线2寸。属足阳明经。

⑧阳明为之长：长，主持之义，引申为起主导作用。阳明经能主持诸经，即诸经在主润众筋的功用中，阳明经起主导作用。

⑨属于带脉：指阴经阳经统受带脉的约束。吴崑注："属，受其管束也。"

⑩带脉不引：即带脉不能约束收引。吴崑注："阳明虚则宗筋纵弛，带脉不能收引，而令足痿不用也。"

⑪各补其荥而通其俞：指针刺荥穴以补其气，刺俞穴以通其气。

⑫各以其时受月：以各脏所主的季节进行针刺治疗。高世栻注："肝主之筋，心主之脉，肾主之骨，脾主之肉，各以其四时受气之月而施治之，则病已矣。受气者，筋受气于春，脉受气于夏，骨受气于冬，肉受气于长夏也。"

【释文】

黄帝问：先生以上所说的是可取的。医论上说：治疗痿疾，应该独取阳明，这是什么道理？岐伯说：阳明是五脏六腑营养的源泉，能够润养众筋，众筋主司约束骨节而滑利关节，使关节运动灵活。冲脉为十二经气血汇聚之处，输送气血以渗透灌溉肌肉分腠，与阳明经会合于宗筋。阴经阳经总会聚于宗筋，再会合于足阳明经的气街穴，故诸经在主润众筋的功用中，阳明经起主导作用，阳明经是诸经的统领，诸经又都连属于带脉，系络于督脉。所以阳明经脉气血不足，则众筋失养就会弛缓，带脉也不能收引诸脉，就使两足痿弱不用了。

黄帝问：那么怎样治疗呢？岐伯答道：用针刺荥穴以补其气，针刺俞穴以疏通其气的治疗方法来调和机体之虚实逆顺。无论筋脉骨肉的病变，只要在其所合之脏当旺的月份进行治疗，病就会痊愈。黄帝说：讲得好！

【按语】

本段提出了治疗痿证的基本原则。主要有三方面：一是"治痿独取阳明"，这主要因为足阳明胃是"五脏六腑之海"，有润养众筋作用，而众筋有束骨利关节之功，人体的骨节筋脉依赖阳明化生的气血以濡养，才能运动自如；阴经阳经总会于宗筋，合于阳明；冲脉为十二经脉之海，将来自阳明之气血渗灌溪谷，并与阳明合于宗筋，故"阳明为之长"。"阳明虚则宗筋纵，带脉不引，故足痿不用"，所以"取阳明"成为治疗痿证的关键。《内经》所云“取阳明”主要指针刺治疗，但作为方药论治的准则，仍然具有实践价值。二是“各补其荥而通其俞，调其虚实，和其逆顺”，指出在独取阳明的原则下，还必须根据痿证的具体情况，针对其有关的脏腑经络进行辨证论治。三是“各以其时受月”，提出治痿证还必须贯彻“因时制宜”的原则，这对后世子午流注等治法有一定启发。

【执医考点】

“阳明者，五脏六腑之海，主闰宗筋，宗筋主束骨而利机关也……故足痿不用也。”

【链接】

石山治一人，因久坐腰痛，渐次痛延右脚，及左脚，又延及左右手，不能行动。或作风治而用药酒。或作血虚而用四物，一咽即痛。盖覆稍热，及用针砭，痛甚。煎服熟地黄，或吞虎潜丸，又加右齿及面痛甚。季秋，汪诊之，脉濡缓而弱，左脉比右较小，或涩，尺脉尤弱，曰：此痿证也。彼谓痿证不当痛，汪曰：诸痿皆起于肺热，君善饮，则肺热可知。《经》云：治痿独取阳明，阳明者胃也。胃主四肢，岂特脚耶？痿兼湿重者，则筋缓而痿软；兼热多者，则筋急而作痛。因检橘泉传示之，始信痿亦有痛。又《经》云酒客不喜甘，熟地味甘，而虎潜丸益之以蜜，则甘多助湿而动胃火，故右齿面痛也，遂以人参二钱，黄芪一钱五分，白术、茯苓、生地黄、麦冬各一钱，归身八分，黄柏、知母各七分，甘草四分。煎服五帖，病除。彼遂弃药，季冬复病，仍服前方而愈。(《古今医案按》)

十五、素问·标本病传论第六十五

学习目标

1. 素质目标 通过对“标本”的概念及临床意义的认识和临床运用，提升对中医理论学习和中医临床的浓厚兴趣，感悟中医临床疗效给患者带来的幸福感，从而体会中医临床疗效给医者带来的获得感。

2. 知识目标 认识和理解中医特有名词“标本”的概念和临床意义。

3. 能力目标 学会运用“标本”概念及临床意义分析疾病的标本缓急；学会运用“急则治其标，缓则治其本”的原则诊治疾病，减轻患者疾苦，提高诊疗水平。

【原文】

治反为逆，治得为从①。先病而后逆者治其本②；先逆而后病者治其本。先寒而后生病者治其本；先病而后生寒者治其本。先热而后生病者治其本；先热而后生中满者治其标。先病而后泄者治其本；先泄而后生他病者治其本，必且调之，乃治其他病。先病而后生中满者治其标③先中满而后烦心者治其本。人有客气，有同气④。小大不利治其标⑤；小大利治其本。病发而有余，本而标之，先治其本，后治其标；病发而不足，标而本之，先治其标，后治其本。谨察间甚⑥，以意调之，间者并行⑦，甚者独行⑧。先小大不利而后生病者治其本。

【注释】

①治反为逆，治得为从：张介宾注："顺则为从，反则为逆。""得，相得也，犹言顺也。"高世栻："不知标本，治之相反，则为逆。识其标本，治之得宜，始为从。"

②先病而后逆者治其本：马莳注："凡先生病，而后病势逆者，必先治其初病之为本。"

③先病而后生中满者治其标：张介宾注："诸病皆先治本，而唯中满者，先治其标。盖以中满为病，其邪在胃，胃者脏腑之本也，胃满则药食之气不能行，而脏腑皆失其所禀，故先治此者，亦所以治本也。"

④人有客气，有同气：按全元起本"同"作"固"。客，指邪从外面侵入。"客气"即指新受之邪气，"固气"即原有体内之邪气。先发病为本，后发病为标，则"客气"为标，"固气"为本。本句有承上启下之义。

⑤小大不利治其标：大小便不通利，是危急证候，应当先治其标病。

⑥间甚：指疾病的浅轻深重。"间"是浅轻，"甚"是深重。

⑦并行：可以和其他病症一同治疗，也就是标本同治。

⑧独行：单独进行治疗，不能和其他病兼治，也就是或治标或治本。

【释文】

治疗相反的为逆，治疗相得的为从。先患某病而后发生气血违逆不和的，先治其本病；若先因气血违逆不和而后生病的，先治其本病。先因寒邪致病而后发生其他病变的，先治其本病；先患病而后生寒的，先治其本病。先患热病而后发生其他病变的，先治其本病；先患热病而后发生中满腹胀的，先治其标病。先患某病而后发生泄泻的，先治其本病；先患泄泻而后发生其他疾病的，先治疗原来的泄泻病，要先把泄泻调治好，然后再治其他疾病。先患病而后发生中满腹胀的，先治疗中满之标病；先患中满腹胀而后出现烦心的，先治其本病。人有感受新邪而生病，也有体内原有之邪气而生病的，前者为客气属标，后者为固气属本。

又如大小便不通利，先通利大小便以治其标病，大小便通利则治其本病。疾病发作表现为有余的实证，是邪气盛所致，邪气为本病，而其他的病症为标，就用"本而标之"的治法，先治其本，后治其标；若疾病发生表现为正气不足的虚证，是正气虚弱为标而先病之邪气为本，应以"标而本之"的治法，先治其标，后治其本。必须谨慎地观察疾病的深浅重轻，细心地辨别标本先后，而进行适当的治疗。凡病轻的，可以标本兼治；凡病重的，则必须单独治本或治标。另外，如果先有大小便不利而后并发其他疾病的，应当先治其本病。

【按语】

"标本"的范围非常广泛，在临床应用中要仔细分析、灵活运用。如正气为本，邪气为标；先病为本，后病为标；病在内为本，病在外为标。学习中要深刻理解标本的意义和“急则治其标，缓则治其本”的原则。

【执医考点】

“小大不利治其标；小大利治其本。”

【链接】

1. 治病必求于本。（《素问·阴阳应象大论》）

2. 本，致病之原也。人之疾病，或在表，或在里，或为寒，或为热，或感于五运六气，或伤于脏腑经络，皆不外阴阳二气，必有所本。故或本于阴，或本于阳，病变虽多，其本则一。知病所从生，知乱所由起，而直取之，是为得一之道。譬之伐木而引其柢，则千枝万叶，莫得弗从矣。（《类经》）

3. 则诸病皆当治本，而惟中满与小大不利两证当治标耳。盖中满则上焦不通，大小不利则下焦不通，此不得不为治标以开道路，而为升降之所由，是则虽曰治标，而实亦所以治本也。（《景岳全书》）

4. 少阴病，得之二三日，口燥咽干者，急下之，宜大承气汤。（《伤寒论·辨可下病脉证并治》）

5. 少阴病，六七日，腹胀不大便者，急下之，宜大承气汤。（《伤寒论·辨少阴病脉证并治》）

6. 是故百病之起，有生于本者，有生于标者，有生于中气者；有取本而得者，有取标而得者，有取中气而得者，有取标本而得者，有逆取而得者，有从取而得者。逆，正顺也，若顺，逆也。

故曰：知标与本，用之不殆，明知逆顺，正行无问，此之谓也。不知是者，不足以言诊，足以乱经。故《大要》曰：粗工嘻嘻，以为可知，言热未已，寒病复始，同气异形，迷诊乱经，此之谓也。夫标本之道，要而博，小而大，可以言一而知百病之害。言标与本，易而无损，察本与标，气可令调，明知胜复，为万民式，天之道毕矣。（《素问·至真要大论》）

十六、素问·至真要大论第七十四

学习目标

1. 素质目标 通过对原文的学习和临床运用，增加对中医药文化和中华文化的热爱，坚定学生学习中医的信念。

2. 知识目标 认识和理解病机十九条；理解正治法与反治法含义。

3. 能力目标 学会运用“病机十九条”和正治法、反治法进行临床病例的病机分析和临床治疗，以提高诊疗水平。

【原文】

帝曰：善，夫百病之生也，皆生于风寒暑湿燥火，以之化之变也[①]。《经》言盛者泻之，虚则补之，余锡以方士，而方士用之尚未能十全，余欲令要道必行，桴[②]鼓相应，犹拔刺雪汙[③]，工巧神圣[④]，可得闻乎？岐伯曰：审察病机，无失气宜，此之谓也。

帝曰：愿闻病机何如？

岐伯曰：诸风掉眩，皆属于肝；诸寒收引[⑤]，皆属于肾；诸气膹郁[⑥]，皆属于肺；诸湿肿满，皆属于脾；诸热瞀瘛[⑦]，皆属于火；诸痛痒疮，皆属于心；诸厥固泄，皆属于下；诸痿喘呕，皆属于上；诸禁鼓栗，如丧神守，皆属于火；诸痉项强，皆属于湿；诸逆冲上，皆属于火；诸胀腹大，皆属于热；诸躁狂越，皆属于火；诸暴强直，皆属于风；诸病有声，鼓之如鼓，皆属于热；诸病胕肿，疼酸惊骇，皆属于火；诸转反戾，水液浑浊，皆属于热；诸病水液，澄澈清冷，皆属于寒；诸呕吐酸，暴注下迫，皆属于热。

故《大要》曰：谨守病机，各司其属，有者求之，无者求之，盛者责之，虚者责之，必先五胜，疏其血气，令其调达，而致和平，此之谓也。

帝曰：善。

【注释】

①之化之变：王冰注："静而顺者为化，动而变者为变，故曰之化之变也。"

②桴：张介宾注："音孚，鼓槌也。"

③犹拔刺雪汙：汙，即"污"。雪汙，就是洗除污点。《灵枢·九针十二原》曰："刺虽久犹可拔也，污虽久犹可雪也。"

④工巧神圣：《难经》曰："望而知之谓之神，闻而知之谓之圣，问而知之谓之工，切而知之谓之巧。"此处是指"诊断的方法"。

⑤收引：王冰注："收，谓敛也。引，谓急也。"即，拘急挛缩。

⑥膹郁：张介宾注："膹，喘急也。郁，痞闷也。"膹，指呼吸急促而有上逆之势。郁，指胸部痞闷，呼吸不利。

⑦瞀瘛：张介宾注："瞀，昏闷也。瘛，抽掣也。"

【释文】

黄帝说："许多疾病的发生，都生于风、寒、暑、湿、燥、火六气的变化，医经里说，实证用泻法治疗，虚证用补法治疗。我把这些方法告诉医生，但医生运用后还不能收到十全的效果。我想使这些重要的理论得到普遍的运用，能够收到桴鼓相应的效果，好像拔除棘刺、洗雪污浊一样，使一般医生能够达到工巧神圣诊察疾病的程度，可以告诉我吗？"

岐伯说："审察疾病的机理，不要违背六气主时的规律，就能达到您说的那种效果。"

黄帝说："请问疾病的机理怎样？"

岐伯说："凡是风病，颤动眩晕，都属于肝；凡是寒病，筋脉拘急，都属于肾；凡是气病，喘急胸闷，呼吸不畅，都属于肺；凡是湿病，浮肿胀满，都属于脾；凡是热病，神志昏乱，肢体抽搐，都属于火；凡是疼痛、瘙痒、疮疡，都属于心；凡是厥逆，二便不通或失禁，都属于下焦；凡是痿证，喘逆呕吐，都属于上焦；凡是口噤不开，鼓颔战栗，神志不安，都属于火；凡是痉病颈项强急，都属于湿；凡是气逆上冲，都属于火；凡是胀满腹大，都属于热；凡是躁动不安，发狂而举动失常的，都属于火；凡是突然发生的强直，都是属于风；凡是病而有声，叩之如鼓，都属于热；凡是浮肿、疼痛、酸楚，惊骇不安，都属于火；凡是转筋挛急，排出的水液浑浊，都属于热；凡是排出的水液澄明清冷，都属于寒；凡是呕吐酸水，急剧的下利，都属于热。”

因此《大要》说：要谨慎掌握病机和各种症状的所属关系，有邪、无邪必须要加以分析，实证、虚证要详细研究，首先要分析五气中何气所胜，五脏中何脏受病，然后疏通其血气，使其调达和畅，而归于平和，这就是所谓疾病的机理。

黄帝说：“讲得对。”

【按语】

此论讲解了疾病的发病机制，从复杂的病情中加以分析归纳总结了“病机十九条”，提出辨证求因的方法，但这仅是举例而已，不能概括一切病症。

【执医考点】

“诸风掉眩，皆属于肝……诸呕吐酸，暴注入下，皆属于热。”

【原文】

帝曰：何谓逆从？岐伯曰：逆者正治，从者反治，从少从多，观其事也。帝曰：反治何谓？岐伯曰：热因热用，寒因寒用①，塞因塞用，通因通用②，必伏其所主，而先其所因③。其始则同，其终则异，可使破积，可使溃坚，可使气和，可使必已。

【注释】

①热因热用，寒因寒用：顺从发热的假象，用温热的药物来治疗，顺从寒凉的假象用寒凉的药物来治疗。

②塞因塞用，通因通用：顺从闭塞不通的假象，用补益的药物进行治疗，顺从通利泻下的假象用疏通泻下的药物进行治疗。

③必伏其所主，而先其所因：张介宾注：“必伏其主者，制病之本也。先其所因者，求病之由也。”即，欲制伏病之根本，必先探求病之原因。

【释文】

黄帝问：“什么叫作逆从？”岐伯说：“当疾病的现象与病机一致时，就逆其疾病的现象而治，就叫正治法，当疾病的现象与病机相反时，就顺从疾病的现象而治，就叫反治法，所用反治药的多少，要根据病情来确定。”

黄帝问：“什么叫反治？”岐伯说：“就是顺从热的假象用温热的药物，顺从寒的假象用寒凉的药物，顺从闭塞的假象而用补益药物，顺从通利泻下的假象而用疏通泻下的药物进行治疗。要制伏疾病的本质，首先要探求疾病的原因。反治之法，开始时药性与病性（寒热）似乎相同，但终究药性与病性是相反的，它所得的结果是不一样的。可以用来破除积滞、消散坚块、调和气血，使疾病得到痊愈。”

【按语】

此论讲述了正治与反治的定义和反治法的治疗法则，同时指出在临床上要根据实际情况，分析疾病的标本缓急，灵活选择治疗方法。

【执医考点】

“逆者正治，从者反治……必伏其所主，而先其所因。”

【链接】

以寒治热，治真热也。以热治寒，治真寒也，是为逆取。以热治热，治假热也，以寒治寒，治假寒也，是为从取……病热而治以寒，病寒而治以热，于病似逆，于治为顺，故曰逆，正顺也。病热而治以热，病寒而治以寒，于病若顺，于治为反，故曰若顺，逆也。本论曰：逆者正治，从者反治。是亦此意。（《类经》）

十七、灵枢·本神第八

学习目标

1. 素质目标 通过对原文的学习，增进对中医养生文化的理解，提高对生命观的认知，增加对中医药文化和中华文明的热爱。

2. 知识目标 认识中医特有名词精、神、魂、魄、心、意、志、思、智、虑的概念，掌握在思维形成过程中“心”的作用。

3. 能力目标 通过对中医特有名词精、神、魂、魄、心、意、志、思、智、虑的认识和理解，学会运用它们分析“心”的生理功能，并指导临床治疗和养生。

【原文】

黄帝问于岐伯曰：……何谓德气[①]生精、神、魂、魄、心、意、志、思、智、虑？请问其故。

岐伯答曰：天之在我者德也，地之在我者气也。德流气薄而生者也。故生之来谓之精；两精相搏谓之神；随神往来者谓之魂；并精而出入者谓之魄；所以任物者谓之心[②]；心有所忆谓之意；意之所存谓之志；因志而存变谓之思；因思而远慕谓之虑；因虑而处物谓之智。故智者[③]之养生也，必顺四时而适寒暑，和喜怒而安居处，节阴阳而调刚柔[④]。如是则僻邪不至，长生久视。

【注释】

①德气：德，指自然气候中含有促进万物生化作用的力量。气，指天地之间的精华之气，也指功能或活动的能力。

②所以任物者谓之心：任，接受、担任，即具有接受外来事物信息作用的叫做心。

《灵枢·邪客》："心者，五脏六腑之大主也，精神之所舍也。"

③智者：道德高深的人。

④节阴阳而调刚柔：阴阳，指天地变化之道。张介宾注："柔者属阴，刚者属阳。"此处指：智者养生，根据四时季节变化，调节阴阳。

【释文】

黄帝问：为什么说德气能够产生精、神、魂、魄、心、意、志、思、智、虑？希望听听其中的道理。

岐伯回答说：天之生我的是德，地之生我的是气，天德地气交流搏击就生成了人。因此，演化成人体的原始物质叫做精，阴阳两精结合而产生的生命运动叫做神，随着神的往来活动而出现的知觉功能叫做魂，跟精气一起出入而产生的运动功能叫做魄，可以接受外来事物的叫做心，心对外来事物有所记忆而留下的印象叫做意，意念积累而形成的认识叫做志，根据认识而研究事物的变化叫做思，由思考而产生远的推想叫做虑，依靠思虑能抓住事物发展规律处理得当叫做智。

因此，道德高深之人的养生方法，必定顺应四时寒暑气候的变化，调和喜怒、安定起居，节制阴阳、刚柔，像这样，才不致被虚邪贼风所侵袭，可以长生不老。

【按语】

本节讲述了生命的起源，精、神、魂、魄、心、意、志、思、虑、智的形成过程，以及智者的养生方法：对外要"顺四时而适寒暑"，对内在的精神调养做到"和喜怒而安居处，节阴阳而调刚柔"，如此"则僻邪不至，长生久视"，便可以享受到人生应有的寿命。

【执医考点】

1. 由心"任物"到智"处物"的思维过程。
2. "生之来谓之精……并精而出入者谓之魄。"

十八、灵枢·决气第三十

学习目标

1. 素质目标 通过对原文的学习和理解，坚定学生学习中医的信念，增加对中医药文化和中华文化的热爱。

2. 知识目标 认识中医特有概念精、气、津、液、血、脉六气的生成及其功能特点；掌握六气"虚"的异常表现。

3. 能力目标 学会识别六气"虚"的异常表现，并能以此指导临床诊疗，提高临床诊治能力。

【原文】

黄帝曰：余闻人有精、气、津、液、血、脉，余意以为一气耳，今乃辨为六名，余不知其所以然。岐伯曰：两神相搏，合而成形①，常先身生，是谓精②。何谓气？岐伯曰：上焦开发③，宣五谷味，熏肤、充身、泽毛，若雾露之溉，是谓气。何谓津？岐伯曰：腠理发泄，汗出溱溱，是谓津。何谓液？岐伯曰：谷入气满，淖泽④注于骨，骨属屈伸，泄泽，补益脑髓，皮肤润泽，是谓液。何谓血？岐伯曰：中焦受气，取汁变化而赤，是谓血。何谓脉？岐伯曰：壅遏⑤营气，令无所避，是谓脉。

【注释】

①两神相搏，合而成形：两神，指阴阳。形，指形体，包括脏腑、肌肉、血脉、筋骨、皮毛等。

②精:《春秋繁露》曰:“气之清者，为精。”王冰注:“然阳气者，内化精微，养于神气，外为柔软，以固于筋。”指营养人体的一种重要物质，人类生殖的原质。张志聪:“神气血脉，皆生于精。”

③上焦开发：张介宾注:“上焦，胸中也。开发，通达也。”

④淖（nào）泽：淖，指烂泥、泥沼；泽，水聚集的地方。淖泽，指湿润、润泽之意。

⑤壅遏：阻塞、阻止。出自《管子·立政九败解》:“且奸人在上，则壅遏贤者而不进也。”此处指约束营血，使之行于一定的路径。

【释文】

黄帝说：我听说人体有精、气、津、液、血、脉的说法，我认为它们都是一种气，现在却把它们分为六种，究竟是怎么回事？岐伯说：阴阳相合，可以产生新的生命体，在形体出现以前，构成人体的基本物质，就叫做精。黄帝问：什么是气？岐伯说：从上焦传播，发散五谷精华，滋养皮肤，充实身体，滋润毛发，就像晨雾雨露滋润万物一样，这就叫做气。黄帝问：什么是津？岐伯说：肌腠疏泄太过，汗出过多。这样的汗就叫做津。黄帝问：什么是液？岐伯说：饮食入胃，水谷精微充满于周身，湿润部分输注于骨髓中，使关节曲伸灵活；渗出的部分可以补益脑髓，散布到皮肤，保持皮肤润泽的物质，就叫做液。黄帝问：什么是血？岐伯说：位于中焦的脾胃接纳饮食物，吸收其中的精微物质，经过气化变成红色的液体，这就叫做血。黄帝问：什么是脉？岐伯说：约束营血，使之不能向外流溢，就叫做脉。

【按语】

此文论述了精、气、津、液、血、脉六气的生成及其功能特点，并以此作为六气的基本概念。

【执医考点】

“余闻人有精、气、津、液、血、脉，余意为一气耳……壅遏营气，令无所避，是谓脉。”

【原文】

黄帝曰：六气者，有余不足，气之多少，脑髓之虚实，血脉之清浊，何以知之？岐伯曰：精脱①者，耳聋；气脱者，目不明；津脱者，腠理开，汗大泄；液脱者，骨属屈伸不利，色夭，脑髓消，胫酸，耳数鸣；血脱者，色白，夭然不泽②；脉脱者，其脉空虚，此其候也。

【注释】

①脱：《说文》曰："肉去骨曰脱。"指丢失、失去、脱离。

②夭然不泽：王冰注："夭，谓不明而恶。不泽，谓枯燥也。"张介宾注："泽，润也。"

【释文】

黄帝问：上述精、气、津、液、血、脉六气的有余和不足各有什么表现？如何才能了解气的多少、脑髓的虚实、血脉的清浊呢？岐伯说：精脱者，使人耳聋；气虚者，可使人的眼睛看不清东西；津虚者，腠理开泄，使人大量汗出；液虚者，四肢关节屈伸不利，面色枯槁没有光泽，脑髓不充满，小腿酸软，经常耳鸣；血虚者，面色苍白而不润泽；脉虚者，脉管空虚下陷，这就是六气的异常表现。

【按语】

此文论述了六气"虚"的临床表现，由于六气同源而异名，所以在病理上相互影响，在治疗上也应分清主次，把握病机，急则治标，缓则治本，才能取得较好的疗效。

【执医考点】

"精脱者，耳聋……其脉空虚，此其候也。"

十九、灵枢·百病始生第六十六

学习目标

1. 素质目标 通过对原文的学习和理解，增加对《内经》等古典医籍的热爱，增强对中医药文化和中华文化的认同感，从而增加学习中医学的热情。

2. 知识目标 认识"三部之气，所伤异类"的病因分类方法。

3. 能力目标 学会运用"三部之气，所伤异类"的病因分类方法对临床病例进行病因分析，提高诊疗水平。

【原文】

黄帝问于岐伯曰：夫百病之始生也，皆生于风雨寒暑，清湿喜怒。喜怒不节则伤脏，风雨则伤上，清湿则伤下。三部①之气，所伤异类②，愿闻其会。岐伯曰：三部之气各不同，或起于阴，或起于阳，请言其方。喜怒不节则伤脏，脏伤则病起于阴也；清湿袭虚，则病起于下；风雨袭虚，则病起于上，是谓三部。至于其淫泆③不可胜数。

黄帝曰：余固不能数，故问先师，愿卒闻其道。岐伯曰：风雨寒热不得虚，邪不能独伤人。卒然逢疾风暴雨而不病者，盖无虚，故邪不能独伤人。此必因虚邪④之风，与其身形，两虚相得，乃客其形。两实相逢，众人肉坚。其中于虚邪也，因于天时，与其身形，参以虚实，大病乃成。气有定舍，因处为名，上下中外，分为三员⑤。

【注释】

①三部:《素问·三部九候论》曰:“天地之至数，始于一，终于九焉。一者天，二者地，三者人。因而三之，三三者九，以应九野。故人有三部……有下部，有中部，有上部。”此处指：把人身体分为上、中、下三部，而“喜怒、风雨、清湿”分别侵袭了不同的部位。

②异类：指不同部位。

③淫泆：淫，侵淫，渐渐侵害。泆，深入，融洽。

④虚邪：王冰：“邪乘虚入，是谓虚邪。”《灵枢·九宫八风》曰:“风从其所居之乡来为实风，主生长养万物；从其冲后来为虚风，伤人者也，主杀主害者。”

⑤三员：张介宾注:“虚邪之中人，病因表也；积聚之已成，病因内也；情欲之伤脏，病在阴也，即内外三部之谓。”

【释文】

黄帝问：各种疾病的产生，都是由于风、雨、寒、暑、阴冷、潮湿等邪气的侵袭和喜怒哀乐等情志所伤而产生的。人的喜怒得不到控制，就会使五脏产生疾病；风雨邪气，侵袭人体的上部；阴寒潮湿之邪，侵害人体的下部。上、中、下三部所伤的邪气不同，我想知道其中的道理。岐伯说：由于喜怒、风雨、清湿三种邪气性质不同，有的发生在阴，有的发生在阳，请让我解释其中的道理。凡喜怒过度的，可引起五脏疾病，五脏为阴，所以说脏伤则病起于阴。清湿之邪容易侵害人体的下部，则病起于下。风雨之邪容易侵袭人体的上部，则病起于上。这就是三种不同的邪气分别入侵的三个部位。至于邪气侵袭人体而引起的各种变化，就更加复杂，不可胜数了。

黄帝说：我对复杂的病因不是很清楚，请先师详细讲解。岐伯道：正常的风雨寒热，未形成致病邪气，一般是不能侵害人体而致病的。如果人突然遇到狂风骤雨而不生病，是因为他的身体强壮，正气不虚，故单方面的邪气也不能致病。凡疾病的产生，首先是邪气的侵袭，加之人的身体虚弱，两虚相合，人才会发生疾病。如果身体强壮，肌肉坚实，四时之气也正常，就不容易发生疾病。凡是疾病的发生，决定于四时气候是否正常，以及身体素质是否强壮，如果人体正虚邪实，就会发生疾病。邪气一般都根据其性质不同而侵袭人体不同部位，随其部位的不同而命以不同的名称，总体来说分为上下中三部。

【按语】

此文主要论述了疾病的发生原因，有外来因素和内在因素，而最根本的因素是人体正气的不足，提出了“两虚相得，乃客其形”的论点。

【执医考点】

“风雨寒热不得虚，邪能独伤人……参以虚实，大病乃成。”

第二章 《伤寒论》导读

一、辨太阳病脉证并治

学习目标

1. 素质目标 通过对伤寒论条文的学习，树立中医治病的信心，传承中医精粹。

2. 知识目标 掌握太阳病提纲；掌握桂枝汤证、麻黄汤证的证候，病机，治法，方药；掌握葛根芩连汤证、小青龙汤证、五苓散证、小柴胡汤证、小建中汤证、炙甘草汤证、小陷胸汤证、生姜泻心汤证、旋覆代赭汤证、白虎加人参汤证的证治。

3. 能力目标 临床上能够对太阳病证及其兼证、变证进行辨证论治，养成中医知常达变的思维。

（一）太阳病提纲

【原文】

太阳之为病，脉浮，头项强痛①而恶寒②。（1）

【注释】

①头项强（jiāng）痛：强，强硬，不柔和之意，拘紧不舒也。头项强痛，即头痛并伴后颈部拘紧不柔和感，俯仰顾盼不能自如。

②恶（wù）寒：恶，讨厌，憎恨，此做畏、怕解。恶寒即怕冷，虽得衣被而不减。

【释文】

太阳主一身之表，统摄营卫，卫外而御邪，故外邪侵袭，太阳首当其冲。邪犯太阳，正气奋起抗邪，正邪交争于表，即为太阳病。今外邪袭表，正气抗邪而浮盛于外，气血充盛于表，故脉象应之而浮。头项为太阳经脉循行之处，风寒外束，太阳经气运行不畅，故出现头痛并伴后颈部拘紧不柔和。外邪束表，卫气被遏，而不能正常发挥“温分肉”的功能，故见恶寒。

【按语】

本条脉证反映了邪袭太阳经脉和肌表，正气奋起与邪气抗争的病机，体现了太阳病表证的基本特征，故作为太阳病的提纲。以下条文凡称太阳病者，多包括此脉证，尤其是恶寒一症，出现较早，且贯穿于太阳病的全过程，是诊断太阳病的重要依据之一。外感病初起，邪在太阳经，往往是恶寒发热并见。本条虽未提发热，但应知有发热一症，如第 2 条中风证、第 3 条伤寒证均有发热，只是恶寒起病即见，发热有时相对出现较迟罢了，应彼此互参。

【执医考点】

"太阳之为病，脉浮，头项强痛而恶寒。"

（二）桂枝汤证

【原文】

太阳中风，阳浮而阴弱①。阳浮者，热自发，阴弱者，汗自出，啬啬恶寒②，淅淅恶风③，翕翕发热④，鼻鸣干呕者，桂枝汤主之。（12）

桂枝汤方

桂枝三两（去皮），芍药三两，甘草二两（炙），生姜三两（切），大枣十二枚（擘）。

上五味，㕮咀⑤三味，以水七升，微火煮取三升，去滓，适寒温，服一升。服已须臾，啜⑥热稀粥一升余，以助药力。温覆令一时许，遍身漐漐⑦，微似有汗者益佳，不可令如水流漓，病必不除。若一服汗出病差⑧，停后服，不必尽剂。若不汗，更服依前法。又不汗，后服小促其间⑨。半日许，令三服尽。若病重者，一日一夜服，周时⑩观之。服一剂尽，病证犹在者，更作服。若汗不出，乃服至二三剂。禁生冷、黏滑、肉面、五辛⑪、酒酪⑫、臭恶⑬等物。

【注释】

①阳浮而阴弱：一曰营卫，阳为卫阳，阴为营阴；卫气浮盛，故称阳浮；营阴不足，故称阴弱；提示卫强营弱病机。一曰脉象，轻按浮取为阳，重按沉取为阴，脉轻取则浮故称阳浮；脉重按见弱，故称营弱；脉浮缓之意。

②啬啬（sè）恶寒：形容畏缩怕冷之状。啬，畏怯貌。

③淅淅（xī）恶风：形容冷水洒身，阵阵恶风，不禁其寒之状。淅淅，轻微风雨声。

④翕翕（xī）发热：如羽毛覆盖皮肤，有轻度温和之热，形容热势轻浅貌。翕翕，和顺之意。

⑤㕮（fǔ）咀（jǔ）：古代制剂法，古代无铁器，将药用口咬细。在此指将药物碎成小块。

⑥啜（chuò）：原意为尝、饮、喝。此指大口喝。

⑦漐漐（zhé）：汗出量少而觉身体潮湿，形容微汗，皮肤潮润。

⑧差（chài）：指病痊愈。

⑨小促其间：缩短服药的间隔时间。

⑩周时：一昼夜，24 小时。

⑪五辛:《本草纲目》以小蒜、大蒜、韭、芸苔、胡荽为五辛。泛指各种辛辣刺激性食物。

⑫酪：指动物乳类及其制品。

⑬臭恶：指腐败而有不良气味的食品。

【释文】

太阳中风证的病机是阳浮而阴弱。阳浮，指卫阳浮盛；阴弱，指营阴不足。阳浮阴弱的症状表现是发热、汗出。风邪犯表，卫阳浮盛，抗邪于外，故脉浮而发热。卫阳不固，营阴不能内守，溢于外，则脉缓而自汗绵绵。条文中恶寒、恶风并列，提示两者无本质差别，除程度有轻重之别外，恶风尚有阵阵怕冷之意。本证因汗出，发热程度较伤寒证为轻，只是翕翕发热。肺合皮毛，开窍于鼻，皮毛受邪，肺窍不利，则见鼻鸣。肺胃相应，气降为顺，肺气不宣则胃气应之而逆，故干呕。方用桂枝汤。

【方义】

本方以桂枝之辛温，解肌祛风；芍药之酸寒，敛阴和营。二者等量相配，一散一敛，一开一合，相反相成，调和营卫。更以生姜辛温散邪，大枣甘温补益，以增强桂、芍调和营卫之功效。炙甘草性味甘平，调和诸药，培固中土、以资汗源。桂、姜、草、枣相合，具辛甘发散之功；芍、草、枣相配，有酸甘化阴之效。诸药相伍，攻补兼施，散收相合，内外互济，实为调和营卫的代表方。

方后注，详述本方煎服调护的注意事项，服桂枝汤应注意以下几点：①轻煎，分 3 次温服。②服药须臾，啜热稀粥以助药力，更能助胃气，益津液，使汗出表和，祛邪而不伤正。③温覆微汗法，加盖衣被，致“遍身漐漐，微似有汗者益佳，不可令如水流漓”，致邪不去正反伤，病必不除。④“若一服汗出病差，停后服，不必尽剂”，即中病则止，以免过剂伤正。⑤不效继进：又不汗出，可缩短服药间隔，半日内将三服全服尽。若病重服一剂汗不出者，须昼夜给药，可连服二三剂，并加强观察和护理。⑥服药期间，禁服生冷和一切不易消化、有刺激性及腐败的食物，因此时胃气尚弱，容易被损伤。

【按语】

本条主要论述太阳中风证的病机与证治。太阳中风证又称太阳表虚证，病机为卫强营弱，治疗应解肌祛风，方剂当用桂枝汤。桂枝汤是《伤寒论》中的第一方，被后世医家称为“群方之冠”，是治疗太阳中风证的主方，具有滋阴助阳、调和营卫、解肌祛风的作用。关于桂枝汤的服法，仲景做了较为详细阐述，具有很高的科学性，对临床应用有重要的指导意义。

【链接】

余尝于某年夏，治一同乡杨兆彭。病先，其人畏热，启窗而卧，周身热汗淋漓，风来适体，乃即睡去。夜半觉冷，覆被再睡，其冷不减，反加甚。次日，诊之，病者头有汗，手足心有汗，背汗不多，周身汗亦不多，当予桂枝汤原方：大枣 3 枚，桂枝 3 钱，生姜3片，甘草1钱，白芍3钱。又次日，未请复诊。后以他病来乞治，曰："前次服药后，汗出不少，病遂告瘥。药力何其峻也？"然安知此方乃吾之轻剂乎？（《经方实验录》）

（三）麻黄汤证

【原文】

太阳病，头痛发热，身疼腰痛，骨节疼痛，恶风，无汗而喘者，麻黄汤主之。(35)

麻黄汤方

麻黄三两（去节），桂枝二两（去皮），甘草一两（炙），杏仁七十个（去皮尖）。

上四味，以水九升，先煮麻黄，减二升，去上沫①，内②诸药，煮取二升半，去滓，温服八合。覆取微似汗，不须啜粥，余如桂枝法将息。

【注释】

①去上沫：麻黄先煮后去其浮沫，因麻黄之沫能令人心烦。

②内：同纳，即放入。

【释文】

太阳伤寒表实证其病机为风寒束表，卫阳被遏，营阴郁滞，经气不利，肺气失宣。寒邪袭表，正邪交争，表闭阳郁，故发热。寒邪束表，卫阳被遏，失其温煦之职，故恶风，此处之恶风，为恶寒的互辞。寒邪侵袭太阳，经气运行不畅，头项腰脊为太阳经脉循行之处，故见头痛、身疼腰痛、骨节疼痛。寒束于表，腠理闭塞，营阴郁滞，故见无汗。肺主气而外合皮毛，风寒袭表则毛窍闭塞，肺气失宣而上逆故见喘息。本条详症略脉，参阅第1条、第3条所述，其脉当浮而紧。证为太阳伤寒表实，故治应辛温发汗之麻黄汤。

【方义】

本方为发汗解表之峻剂，是治太阳伤寒的主方。方中麻黄辛温，发汗解表，宣肺平喘，为君药。桂枝辛温，解肌祛风，助麻黄增强发汗解表之力，为臣药。杏仁苦温，降气下逆，助麻黄平喘，为佐药。甘草调和诸药，培健中土，防麻桂过汗伤正。诸药合用，发汗解表，宣肺平喘。本方与桂枝汤相较，重在散寒开闭，发汗祛邪，为辛温发汗之峻剂，应中病即止，不可过剂，过剂反而伤正，病必不除。服用时须守其服法与调护，不需啜粥，只需温覆，使其微汗，亦不可令大汗淋漓，以免汗出太过变生他证。

【按语】

本条主要论述了太阳伤寒证的主症和治疗。本条头痛、发热、身疼、腰痛、骨节疼痛、恶风、无汗、喘八个主症，是太阳伤寒的主要表现，前贤称之"麻黄八症"或"伤寒八症"，对诊断太阳伤寒有重要意义。

伤寒与中风是太阳病中的两个主要类型，两证均以发热、恶寒、头痛、脉浮为主症。但中风证的基本病理是卫不外固，营不内守，以汗出、脉浮缓为特征，唯其汗出，又称表虚证；伤寒证的基本病理是卫阳被遏，营阴郁滞，以无汗、脉浮紧为特征，唯其无汗，又称表实证，当注意鉴别。

【执医考点】

“太阳病，头痛发热，身疼腰痛……麻黄汤主之。”

【链接】

刘某，男，50岁。隆冬季节，因工作需要出差外行，途中不慎感受风寒之邪，当晚即发高热，体温达39.8℃，恶寒甚重，虽覆两床棉被，仍淅淅恶寒，发抖，周身关节无一不痛，无汗，皮肤滚烫而咳嗽不止。视其舌苔薄白，切其脉浮紧有力，此乃太阳伤寒表实之证。治宜辛温发汗，解表散寒。用麻黄汤：麻黄9g，桂枝6g，杏仁12g，炙甘草3g。1剂，服药后，温覆衣被，须臾，遍身汗出而解。(《刘渡舟临证验案精选》)

（四）小青龙汤证

【原文】

伤寒表不解，心下有水气①，干呕发热而咳，或渴，或利，或噎②，或小便不利、少腹满③，或喘者，小青龙汤主之。无方剂组成，煎服方法。(40)

小青龙汤方

麻黄三两（去节），芍药三两，五味子半升，干姜三两，甘草三两（炙），桂枝三两（去皮），半夏半升（汤洗），细辛三两。

上八味，以水一斗，先煮麻黄，减二升，去上沫，内诸药，煮取三升。去滓，温服一升。

【注释】

①心下有水气：心下，即胃脘部，此处泛指“里”；水气，病理概念，即水饮之邪。

②噎：指咽喉部有气逆阻塞感。

③少腹满：少，通“小”，指小腹或下腹部胀满。

【释文】

“伤寒表不解”是省文，说明太阳伤寒证仍在，除发热之外，尚有恶寒、头身疼、无汗、脉浮紧等症。“心下有水气”是水饮停蓄于心下胃脘部，以致形成外寒内饮的证候。外寒引动内饮，寒饮犯肺，则咳嗽喘息；水饮聚于胃，胃气上逆则干呕，揭示了本证的病机要点是外有风寒、内有水饮。

自“或渴”以下皆为或可有之症，又称或然症。如水饮下趋于肠道，清浊不分则下利；水饮停蓄下焦，致膀胱气化不行，则小便不利、少腹满；水饮冲逆于上，阻碍气机，则咽喉有梗塞感。若水饮内停，气不化津时，津不上承，亦可见口渴，然寒饮内停，故常渴而不多饮，或渴喜热饮。水寒射肺，肺气上逆，则喘。诸症反映了外有表寒、里有寒饮的病理机制，证属太阳伤寒表实而兼水饮内停。治以小青龙汤辛温解表，温化水饮为主。

【方义】

小青龙汤方为麻桂合方去杏仁、生姜、大枣，加干姜、细辛、半夏、五味子而成。方中麻黄辛温发汗平喘而利水气，配桂枝加强通阳宣散；桂枝配芍药，调和营卫；细辛、干姜相伍辛温散寒化饮；五味子味酸而敛肺止咳；半夏降逆止呕而化寒痰；炙甘草和中而调和诸药。全方药物辛散温化，解表而蠲饮，故起到外解表寒、内散水饮的作用。

【按语】

本条论述了太阳伤寒兼水饮内停的证治。本证与大青龙汤证相比，两者都属于表里同病，在外均为风寒束表、卫闭营郁，故共同的症状是发热恶寒、无汗、脉浮紧。但大青龙汤证为表寒里热，临床表现以不汗出而烦躁为特点；小青龙汤证为表寒内饮，临床表现以咳喘、干呕为特点。前者发汗散寒，兼清郁热而除烦躁，以发汗为重；后者发汗散寒，内蠲寒饮而治喘咳，以蠲饮为重。

【执医考点】

“伤寒表不解，心下有水气……小青龙汤主之。”

【链接】

柴某，男，53岁，1994年12月3日就诊。患咳喘10余年，冬重夏轻，经过许多大医院均诊为“慢性支气管炎”或“慢支并发肺气肿”，迭用中西药治疗而效果不显。就诊时，患者气喘憋闷，耸肩提肚，咳吐稀白之痰，每到夜晚则加重，不能平卧，晨起则吐痰盈杯盈碗，背部恶寒。视其面色黧黑，舌苔水滑，切其脉弦，寸有滑象。断为寒饮内伏，上射于肺之证，为疏小青龙汤内温肺胃以散水寒：麻黄9g，桂枝10g，干姜9g，五味子9g，细辛6g，半夏14g，白芍9g，炙甘草10g。服7剂咳喘大减，吐痰减少，夜能卧寐，胸中觉畅，后以《金匮》桂苓五味甘草汤加杏、夏、姜正邪并顾之法治疗而愈。(《刘渡舟临证验案精选》)

（五）五苓散证

【原文】

太阳病，发汗后，大汗出，胃中干①，烦躁不得眠，欲得饮水者，少少与饮之，令胃气和则愈。若脉浮，小便不利，微热消渴②者，五苓散主之。(71)

五苓散方

猪苓十八铢（去皮），泽泻一两六铢，白术十八铢，茯苓十八铢，桂枝半两（去皮）。

上五味，捣为散，以白饮③和服方寸匕④，日三服，多饮暖水，汗出愈。如法将息。

【注释】

①胃中干：指胃中津液不足，失于濡润。即胃中干燥。

②消渴：指口渴大量饮水而渴不解。非消渴病。

③白饮：即米汤，亦作面汤水。

④方寸匕：古代量药的一种器皿。即今之药勺，其形如刀匕，呈正方形，有柄，因其边长一寸，故名“方寸匕”。

【释文】

太阳病发汗是正治之法，若汗之太过，则可能发生变证。本条所述，即由于发汗太过而出现两种不同的结果。一是伤津，汗后外邪虽解，但因汗出太过，损伤津液，以致胃中干燥，失于濡润，胃不和则卧不安，因而烦躁不得眠，津不足则自欲饮水以润其燥，此时当给予少量的汤水，频频饮下，以润其燥，待胃阴恢复，胃气调和，则诸证自除。二是伤阳，三焦为水道，膀胱为水府，阳虚气化失常，水道失调，水饮内停，而成蓄水证，津液无以上承，则消渴；水气难以下输，故小便不利。证属表里同病，故用五苓散化气行水，兼解外邪。

【方义】

五苓散用药五味，以苓为主，共为散剂得名。方以猪苓、泽泻淡渗利水，茯苓、白术健脾祛湿，桂枝通阳化气，兼以解表。为散剂使其迅速发散，多饮暖水，可助药力以行津液而散表邪。共奏化气行水，通达内外之功。

【按语】

本条重点论述了蓄水证的形成及其证治。五苓散为表里同治之剂，重在化气行水，无论有无表证，只要是膀胱气化失常，水饮内停，小便不利者，皆可用本方治疗。

【执医考点】

“太阳病，发汗后，大汗出，胃中干……五苓散主之。”

【链接】

王某，男，7岁，1975年7月12日就诊。患儿多饮多尿，在当地医院检查尿比重为1.007，诊断为“尿崩症”，治疗无效，遂来济南。诊见神色、脉象无异常，唯舌色淡有白滑苔，像刷一层薄薄不匀的浆糊似的。因思此证可能是水饮内结，阻碍津液的输布，所以才渴欲饮水，饮不解渴。其多尿只是多饮所致，属于诱导性，能使不渴少饮，尿量自会减少。因与五苓散方：猪苓6g，桂枝6g，泽泻6g，白术12g，茯苓9g。水煎服。服上方2剂，7月14日其家长来述，症状见轻，又与原方2剂，痊愈。(《伤寒解惑论》)

(六) 葛根黄芩黄连汤证

【原文】

太阳病，桂枝证，医反下[①]之，利遂不止[②]，脉促者，表未解也；喘而汗出者，葛根黄芩黄连汤主之。(34)

葛根黄芩黄连汤方

葛根半斤，甘草二两(炙)，黄芩三两，黄连三两。

上四味，以水八升，先煮葛根，减二升，内诸药，煮取二升，去滓，分温再服。

【注释】

①下：攻下治法。

②利遂不止：下利不止。

【释文】

“太阳病，桂枝证”，指太阳中风邪在表，治法当解表祛邪，若用攻下之法，属于误治，故曰“反”。误下后，一则正气尚有抗邪外出之势，同时未有其他邪气内传之证，脉象由浮缓转为急促，故曰“表未解也”，此时治疗仍以解表为主；二则部分邪气内陷化热，下迫大肠，以致下利不止。表里之热迫肺，肺气上逆故作喘；邪热迫津液外泄则汗出。表里皆热，自当有发热一证。既为邪热下迫致利，必暴注下迫，粪便臭秽难闻，伴肛门灼热，小便短赤等症。本证既有表邪未解，又有里热下利，故称“协热下利”。本证属表里同病，治当清热止利，兼解表邪，用葛根芩连汤。

【方义】

方用葛根轻清升发，升津止利，又可透邪；黄芩、黄连苦寒清热，厚肠胃，坚阴止利；炙甘草甘缓和中，调和诸药。

【按语】

本条论太阳中风病误下致里热夹表下利的证治。葛根芩连汤治疗表邪入里而致泄泻的协热下利证。凡是因里热而暴注下迫或痢疾初起因于湿热者，均可以应用。

【执医考点】

“太阳病，桂枝证……葛根黄芩黄连汤主之。”

【链接】

刘某，男，35岁，大寨社员。便如脑，已三天，发热，恶寒，项背发紧，口干思饮，微汗，腹痛，黏液便（红白相间），日五六行，后重感，肛门灼热，纳不进，苔黄津少，舌质红，脉数而滑。检便为细菌性痢疾，证属协热下利，治以清热解毒止利为法：葛根15g，黄芩10g，黄连粉6g（分冲），白头翁10g，甘草5g，二剂，水煎服。一剂后腹痛缓，便减，后重减轻。二剂后利止，但口干，纳仍不佳，上方加山楂炭去白头翁，再二剂。前后利止，纳增，再予四君子汤加天花粉二剂调理而愈。(《伤寒论汤证论治》)

（七）小建中汤证

【原文】

伤寒二三日，心中悸而烦者，小建中汤主之。（102）

小建中汤方

桂枝三两（去皮），甘草二两（炙），大枣十二枚（擘），芍药六两，生姜三两（切），胶饴一升。

上六味，以水七升，煮取三升，去滓，内饴，更上微火消解，温服一升，日三服。呕家不可用建中汤，以甜故也。

【释文】

伤寒二三日，病程虽短，亦未经误治，却见心中悸烦之症，必与素体脾虚有关。素体脾虚，气血生化不足，心失所养，加之外邪袭扰，则心无所主则悸，邪扰神志不宁则烦。治当健补中焦，补益气血，“虚人伤寒建其中”，方用小建中汤。

【方义】

小建中汤即桂枝汤倍芍药加饴糖而成。方中重用甘温质润之饴糖为君，益气建中，温养脾胃；芍药、甘草酸甘化阴，补益阴血；桂枝、甘草辛甘化阳，温阳心阳；生姜、大枣调中健脾。六药合用，温中补虚，益阴阳，用之可使中气强健，阴阳气血生化有源，故以“建中”名之。

【按语】

本条论述里虚伤寒的证治。伤寒初起，外有寒热，而以甘温补益治之，后世有人认为，这实际是开“甘温除热”法的先河，是扶正祛邪的范例。小建中汤还是治疗各种腹痛的名方，凡是脾胃气血不足筋脉失养而导致的各种腹部疼痛，用之皆有疗效。

【执医考点】

“伤寒二三日，心中悸而烦者，小建中汤主之。”

【链接】

李某，女，38岁，大连人，产后失血过多，又加天气酷寒，而腹中疼痛，痛时自觉肚皮向里抽动。此时，必须用热物温暖，方能缓解。切其脉弦细而责，视其舌淡嫩苔薄。辨为血虚不能养肝，肝急而刑脾，脾主腹，是以拘急疼痛，而遇寒更甚。为疏：桂枝10g，白芍30g，炙甘草6g，生姜9g，大枣2枚，当归10g，饴糖40g（烊化）。此方服至3剂，而腹痛不发。转方用双和饮气血两补收功。（《新编伤寒论类方》）

（八）小陷胸汤证

【原文】

小结胸病，正在心下，按之则痛，脉浮滑者，小陷胸汤主之。（138）

小陷胸汤方

黄连一两，半夏半升（洗），瓜蒌实大者一枚。

上三味，以水六升，先煮瓜蒌，取三升，去滓，内诸药，煮取二升，去滓。分温三服。

【释文】

小结胸病正在心下，按之则痛，提示本证病变部位局限，仅在心下，病势和缓，按之则痛，即不按无显著疼痛，脉浮滑，浮主热，滑主痰，提示小结胸的主要病机是痰热互结。治用小陷胸汤清热化痰开结。

【方义】

小陷胸汤由黄连、半夏、瓜蒌实三味药组成，化痰涤饮，消痞散结。瓜蒌实甘寒滑润，既能助黄连清热泻火，又能助半夏化痰开结，同时还有润便导下的作用。三药合用，使本方具有辛开苦降、清热涤痰开结的功效。方中黄连味苦能泄，半夏辛散主降气，瓜蒌实润肠通便，共同形成使痰热下趋之势，所以《伤寒总病论》有服小陷胸汤，“微解下黄涎即愈”的说法。

【按语】

本条论述小结胸证的证治。本证病变范围局限，病情轻浅、病势较缓，与大结胸证水热互结，病变范围广泛，病情深重，病势较急相对而言，故称“小结胸病”。此外，由于痰热互结于心下，本证临床除“正在心下，按之则痛”的证候特征外，还可伴有胸满闷、咳吐黄痰、恶心呕吐等痰热在上、气逆不降的症状。

【执医考点】

“小结胸病，正在心下，按之则痛，脉浮滑者，小陷胸汤主之。”

【链接】

孙某，女，58岁。胃脘作痛，按之则痛甚，其疼痛之处向外鼓起一包，大如鸡卵，濡软不硬，患者恐为癌变，急到医院做X光钡餐透视，因需排队等候，心急如火，乃请中医治疗。切其脉弦滑有力，舌苔白中带滑。问其饮食、二便，皆为正常。刘老辨为痰热内凝，脉络瘀滞之证。为疏小陷胸汤：糖瓜蒌30g，黄连9g，半夏10g。此方共服三剂，大便解下许多黄色黏液，胃脘之痛立止，鼓起之包遂消，病愈。(《刘渡舟临证验案精选》)

（九）生姜泻心汤证

【原文】

伤寒汗出解之后，胃中不和，心下痞硬，干噫食臭①，胁下有水气，腹中雷鸣②，下利者，生姜泻心汤主之。(157)

生姜泻心汤方

生姜四两(切)，甘草三两(炙)，人参三两，干姜一两，黄芩三两，半夏半升(洗)，黄连一两，大枣十二枚(擘)。

上八味，以水一斗，煮取六升，去滓，再煎取三升，温服一升，日三服。

【注释】

①干噫(ài)食臭(xiù)：嗳气中带有食物的酸腐气味，多因宿食不消所致。干噫，嗳气。

②腹中雷鸣：形容腹中辘辘作响，即肠鸣音亢进。

【释文】

伤寒病在表，汗出之后，表证虽解，但里气不和，出现痞证。湿浊内阻，则心下痞硬；脾胃虚弱，不能腐熟水谷，以致宿食内停，胃失和降，水气上逆，故干噫食臭。脾运化失职，水气内停，水走肠间，辘辘有声，故腹中雷鸣下利。治以生姜泻心汤和胃降逆，散水消痞。

【方义】

本方即半夏泻心汤减干姜二两，加生姜四两而成。其组方原则与半夏泻心汤大同小异，仍属辛开苦降之法。因本证胃虚食滞，兼有水饮内停，故重用生姜为君药，取其和胃降逆、宣散水气而消痞满，更与半夏相伍，增强和胃降逆化饮之力。姜、夏与芩、连配伍，辛开苦降，调理脾胃，开泄结滞。清阳得升，浊阴得降，则痞满自消，呕利并止。佐以人参、甘草、大枣补益脾胃，以复中焦升降之职。

【按语】

本条讨论了痞证水饮偏盛的证治。究其原因，或因汗不得法，损伤脾胃之气，或因其人平素脾胃虚弱，以致邪气乘机内陷，寒热错杂于中，气机痞塞不通，脾胃升降失常，形成痞证。一般而言，痞证为无形气滞，当按之软，但满而不痛。而本条则言“心下痞硬”，这是因为本证在气机痞塞不通的基础上，还兼有食滞水停。然而虽言痞硬，却无明显疼痛，故仍与结胸证有别，仍属痞证范畴。

【执医考点】

“伤寒汗出，解之后，胃中不和……生姜泻心汤主之。”

【链接】

寻某，女，30岁。患者1个月前因发热、心下痞、呕吐而住院，当时被医院确诊为急性胃炎。经过1个月治疗未见显效，遂转来我门诊诊治。症见：心下痞硬，腹痛肠鸣，大便溏泻，每日一行，呕吐已止，舌淡，苔薄黄腻，脉弦滑。西医诊断：急性胃炎；中医诊断：痞证，寒热错杂，互阻中焦。法当消痞散结，和胃降逆。处方：生姜15g，半夏12g，干姜10g，黄芩10g，黄连3g，人参10g，甘草10g，大枣4枚。4剂。患者服完上药后，诸症好转，再用原方继服4剂，病情缓解。嘱常服补脾益肠丸善后。［林再政，张伟.生姜泻心汤的临床应用.安徽中医临床杂志，2003（4）：333.］

（十）旋覆代赭汤证

【原文】

伤寒发汗，若吐若下，解后心下痞硬，噫气①不除者，旋覆代赭汤主之。（161）

旋覆代赭汤方

旋覆花三两，人参二两，生姜五两，代赭一两，甘草三两（炙），半夏半升（洗），大枣十二枚（擘）。

上七味，以水一斗，煮取六升，去滓，再煎取三升。温服一升，日三服。

【注释】

①噫（ài）气：即嗳气。参见第157条。

【释文】

伤寒发汗，乃正治之法，或吐或下，则为误治，所谓解后，是指表证已解，但脾胃气伤，运化失常，痰饮内生，阻于心下，脾胃气机壅滞，故心下痞硬。噫气不除，一是指嗳气频作，久不缓解；二是指虽嗳气频频，但心下痞硬之症不能缓解。由此提示此证不仅仅是中焦脾胃失司，气机壅滞，而且已经形成有形之痰浊邪气阻滞，只凭嗳气是不能缓解有形痰阻所导致的心下痞硬。治用旋覆代赭汤和胃降逆，化痰消痞。

【方义】

旋覆代赭汤中旋覆花苦辛而咸，主下气消痰散结；代赭石苦寒入肝，重镇降逆；二者相合，下气消痰，和胃降逆，为本方之主药。半夏与较大剂量的生姜为伍，除痰消饮；人参、甘草、大枣补中益气，扶脾胃之虚。诸药配合，除痰下气，消痞止噫。

【按语】

本条论述胃虚痰阻气逆之痞的证治。旋覆代赭汤与生姜泻心汤均可治胃虚气逆的心下痞硬和噫气之症，故两方均重用生姜、半夏化痰散饮，和胃降逆；以参、草、枣补中益气。但生姜泻心汤证有寒热错杂之邪，故干姜、芩连寒温并用；而旋覆代赭汤证是痰阻气逆，无寒热之邪，故不用之，而取旋覆花、代赭石下气消痰，和胃降逆。病机不同，证候各异，治法方药遂因证而施，当明其异同。

【执医考点】

“伤寒发汗，若吐……旋覆代赭汤主之。”

【链接】

黄某，女，25岁，归国华侨，云南某大学学生。患呃逆证已1年余，曾经多方治疗，效果不显。每于精神紧张之时，呃逆更甚。自觉胃中饱闷，时有逆气上冲，气冲有声，声短而频，不能自止。近来逐渐加剧，以致情绪不安，心情烦闷，睡眠差，影响听课学习。1964年夏，患者来中医学院就诊与余，呃逆频作，面色少华，舌淡质嫩，苔腻微黄，脉象沉缓而弦。《景岳全书》曰：“致呃之由，总由气逆。”此系阳虚胃寒，中焦气机升降失调，寒气上逆，胃气不降所致。治以温中降逆，调和气机，方用旋覆代赭汤加味：旋覆花9g，代赭石12g，法半夏9g，明党参15g，砂仁9g，厚朴9g，生姜3片，大枣5枚，甘草6g。服二剂后，呃逆减少，间隔时间有所延长，胀闷气逆亦感减轻。患者自知服药有效，情绪亦好转，睡眠、饮食均有改善。脉沉缓，关部尚弦。腻苔已退，苔薄白而润。继以温中益气，和胃降逆治之。用前方，明党参增至30g，加入公丁香3g，柿蒂6g，连服四剂，呃逆不再发作。(《吴佩衡医案》)

（十一）炙甘草汤证

【原文】

伤寒脉结代[①]，心动悸[②]，炙甘草汤主之。(177)

炙甘草汤方

甘草四两（炙），生姜三两（切），人参二两，生地黄一斤，桂枝三两（去皮），阿胶二两，麦门冬半升（去心），麻仁半升，大枣三十枚（擘）。

上九味，以清酒七升，水八升，先煮八味取三升，去滓，内胶烊消尽，温服一升，日三服。一名复脉汤。

【注释】

①脉结代：是结脉和代脉并称，结脉与代脉均是“脉来动而中止”，按仲景意：“更来小数”谓之结脉，“不能自还”谓之代脉。

②心动悸：心脏搏动剧烈，其动应衣。

【释文】

心主血脉，脉为血之府，血行脉中，随气而动。今心阴阳两虚，阳虚心脉鼓动乏力；阴血不足，心失所养，脉道不充，故脉结代，心悸动。治用滋阴养血，通阳复脉，方用炙甘草汤。

【方义】

本方以炙甘草为君药，补中益气，与人参、大枣相伍，补益中焦，使气血生化有源。生地黄、阿胶、麦冬、火麻仁养血，滋心阴，以充养血脉。然阴无阳则无以化，故在诸养阴药中，加辛温之桂枝振奋心阳，配生姜更能温通血脉。且桂枝与甘草合用，辛甘化阳，为仲景补心阳的基础方。药以清酒煎煮，更可增强其通经络、利血脉的作用。

【按语】

本条论述了心阴阳两虚的证治，辨结代脉的形态与预后。炙甘草汤的临床应用应抓住阴阳气血俱虚的病机和脉结代心律不齐的主症，即可应用本方。

【执医考点】

“伤寒，脉结代，心动悸，炙甘草汤主之。”

【链接】

律师姚某，现住小西门外大兴街，尝来请诊。眠食无恙，按其脉结代，约十余至一停，或二三十至一停不等。又以事繁，心常跳跃不宁。此仲师所谓“脉结代，心动悸，炙甘草汤主之”之证是也。因书经方与之，服10余剂而瘥。

炙甘草四钱，生姜三钱，桂枝三钱，潞党参二钱，生地黄一两，真阿胶二钱（烊冲），麦冬四钱，火麻仁四钱，大枣四枚。(《经方实验录》)

二、辨阳明病脉证并治

学习目标

1. 素质目标 通过对阳明病脉证并治相关条文的学习，增进学生对《伤寒论》等古典医籍的了解，增加对中医药文化和中华文化的热爱。

2. 知识目标 通过对条文的学习，认识阳明病提纲、阳明病的临床特征、病机及治疗方药。

3. 能力目标 通过对阳明病脉证并治的学习，学会运用阳明病提纲、临床特征、病机及治疗方药对临床常见的阳明病进行辨治，提高临床诊疗水平。

（一）阳明病提纲

【原文】

阳明①之为病，胃家实②是也。（180）

【注释】

①阳明：指手阳明大肠经与足阳明胃经。

②胃家实：《灵枢·本输》曰："大肠小肠皆属于胃。"因此，胃家当包括胃、大肠、小肠在内。实，是病邪深入阳明，肠胃功能失常，邪从燥化，所以病以里热实证为特征。

（二）下法辩证

【原文】

阳明病，脉迟，虽汗出不恶寒者，其身必重，短气，腹满而喘，有潮热者，此外欲解，可攻里也。手足濈然汗出者，此大便已硬也，大承气汤主之。若汗多，微发热恶寒者，外未解也，其热不潮，未可与承气汤。若腹大满不通者，可与小承气汤，微和胃气，勿令致大泄下。（208）

【释文】

阳明病，脉迟，是由于实热壅结于里，腑气不通，脉道郁滞不利的原因。其脉虽迟必按之有力。其证虽汗出却不恶寒，可知表证已解。里热炽盛，腑气壅滞，外则经脉气血受阻，致身重，内则气机不得通降，故短气，腹满而喘。更见潮热，是病邪归于阳明，腑有燥实之证。四肢禀气于胃，肠胃燥则津液被里热蒸腾外泄，故手足濈然汗出。由此可见，阳明脉迟、潮热、手足濈然汗出、腹满而喘等症状，表明阳明里热太盛，腑气不通，大便硬结，已成燥屎之证，当与大承气汤以攻下里实。如果汗出较多，但仍然有轻微发热恶寒者，说明表证未解，又无潮热，知其腑实未成，不能使用承气汤类方攻下。如果表证已解，腹部胀满显著，大便不通而无潮热，说明虽有里实胀满，但热结不明显，所以可以用小承气汤轻下，不可用大承气汤峻下。

【链接】

伤寒以身热恶寒为在表，身热不恶寒为在里。而阳明无表证者可下，有表证者则不可下。此汗出不恶寒、身重、短气、腹满而喘、潮热，皆里证也，脉虽迟犹可攻之。以腹满便闭，里气不行，故脉为之濡滞不利，非可比于迟则为寒之例也。若手足濈然汗出者，阳明热甚，大便已硬，欲攻其病，非大承气汤不为功矣。若汗多、微发热恶寒，则表犹未解，其热不潮，则里亦未实，岂可漫与大承气汤，遗其表而攻其里哉！即腹大满不通，而急欲攻之者，亦宜与小承气，微和胃气，而不可以大承气，大泄大下，恐里虚邪陷，变证百出，则难挽救矣。(《伤寒贯珠集》)

（三）白虎汤证

【原文】

三阳合病[1]，腹满，身重，难以转侧，口不仁[2]，面垢[3]，谵语[4]，遗尿。发汗则谵语。下之则额上生汗，手足逆冷。若自汗出者，白虎汤主之。（219）

白虎汤方

知母六两，石膏一斤（碎），甘草二两（炙），粳米六合。

上四味，以水一斗，煮米熟汤成，去滓，温服一升，日三服。

【注释】

①三阳合病：指太阳、阳明、少阳三经证候同时出现。

②口不仁：指语言不利，食不知味。

③面垢：指面部油垢污浊。

④谵语：神识不清，语无伦次，声高有力的症状。

【释文】

三阳合病，可出现腹部胀满，身体沉重，体难转侧，食不知味，语言不利，面部油垢，甚则神识不清、语无伦次，遗尿等症状，如果兼有自汗者，可用白虎汤治疗。如果发汗解表则会出现谵语。如果泻下则会出现前额汗出，手足厥逆。

【方义】

方中重用辛甘大寒之石膏以治阳明内盛之热，清热除烦，知母苦寒质润，助石膏清泄胃中实热，又可滋阴润燥以救护已伤之阴。佐以甘草、粳米益胃护津，防大寒伤中之弊。四药配伍，共奏清热生津、止渴除烦之功。

【按语】

本条经文阐述了三阳合病邪热偏重于阳明的证治与禁忌。《医宗金鉴》曰："三阳合病者，必太阳之头痛发热，阳明之恶热不眠，少阳之耳聋寒热等证皆俱也。太阳主背，阳明主腹，少阳主侧。今一身尽为三阳热邪所困，故身重难以转侧也。胃之窍出于口，热邪上攻，故口不仁也。阳明主面，热邪蒸越，故面垢也。热结于里，故腹满。热盛于胃，故谵语。热迫膀胱，故遗尿。热蒸肌腠，故自汗也。证虽属于三阳，而热皆聚于胃中。故当从阳明热证主治也。若从太阳之表发汗，则津液愈竭，而胃热愈深，必更增谵语。若从阳明之里下之，则阴益伤，而阳无依则散，故额汗肢冷也。要当审其未经汗下，而身热自汗出者，始为阳明之证，宜主以白虎汤，大清胃热，急救津液，以存其阴可也。"

【链接】

吴光禄患伤寒，头痛腹胀，身重不能转侧，口内不和，语言谵妄，有云表里俱有邪，宜以大柴胡下之。李曰：此三阳合病也，误下之，决不可救。乃以白虎汤连进两服，诸证渐减。更加麦冬、花粉，两剂而安。（《续名医类案》）

（四）白虎加人参汤证

【原文】

伤寒，若吐，若下后，七八日不解，热结在里[①]，表里俱热，时时恶风，大渴，舌上干燥而烦[②]，欲饮水数升者，白虎加人参汤主之。（168）

白虎加人参汤方

知母六两，石膏一斤（碎），甘草二两（炙），人参二两，粳米六合。

上五味，以水一斗，煮米熟汤成，去滓，温服一升，日三服。此方立夏后，立秋前乃可服，立秋后不可服。正月、二月、三月尚凛冷，亦不可与服之，与之则呕利而腹痛。诸亡血、虚家，亦不可与，得之则腹痛、利者，但可温之当愈。

【注释】

①热结在里：邪热滞结于身体内部。

②舌上干燥而烦：舌苔焦躁，烦渴难忍。

【释文】

伤寒病在表，误施吐下，致热邪入里，发展至七、八日，热邪炽盛，结聚于里，里热外蒸，表里俱热；里热盛，迫津外泄，汗出极多，里热伤津，津伤引水自救，故见口渴；热盛耗气，气伤则不能将水化为津液，故饮水数升而口渴不解。至于时时恶风，则是由于阳明里热太盛，汗出腠理，腠理大开，不胜风袭所致，非太阳表寒。治当用白虎加人参汤，清热、益气、生津。

【方义】

白虎加人参汤以白虎汤清阳明之热，人参益气生津。方中石膏辛寒质重，善清透气热；知母苦寒滑润，善泻火滋阴。二药合用，既清且透，滋液润燥，为治阳明无形热邪之要药。甘草、粳米益气和中，使泻火而不伤脾胃。加人参益气生津。全方共奏清热、益气、生津之功。

方后所言本方立夏后，立秋前方可服，而立秋后不可服，是根据时令用药的一般原则，提示在一般情况下，秋冬寒冷季节，慎用大寒大凉之剂。

【按语】

本条论述伤寒汗吐下后，邪入阳明，阳明胃热弥漫、津气两伤的证治。后世温病学家称白虎汤证的临床表现是，身大热、汗大出、口大渴、脉洪大等四大症状。现代编写的一些方剂学讲义，一般也称白虎汤证是四大症状，其实在《伤寒论》里，出现此四大症状的原本是白虎加人参汤证。

【执医考点】

“伤寒，若吐，若下后……白虎加人参汤主之。”

【链接】

缪仲淳医案。治翁具茨。感冒壮热，舌生黑苔，烦渴，势甚剧，诸仲昆环视挥泪，群医束手。缪以大剂白虎加人参9g，一剂立苏。或曰：缪治伤寒有秘方乎！缪曰：熟读仲景书，即秘方也。炒知母18g，生石膏45g，炙甘草6g，人参6g，粳米18g。(《伤寒论名案选新注》)

（五）茵陈蒿汤证

【原文】

阳明病，发热、汗出者，此为热越①，不能发黄也。但头汗出，身无汗，剂颈而还②，小便不利，渴引水浆③者，此为瘀热④在里，身必发黄，茵陈蒿汤主之。(236)

茵陈蒿汤方

茵陈蒿六两，栀子十四枚（擘），大黄二两（去皮）。

上三味，以水一斗二升，先煮茵陈，减六升，内二味，煮取三升，去滓。分三服。小便当利，尿如皂荚汁状，色正赤，一宿腹减，黄从小便去也。

【注释】

①热越：越，向外发散，热越，热邪向外发散。

②剂颈而还：剂颈，至颈。还返回。剂颈而还，（汗出）至颈部而止。

③水浆：泛指液体饮料，如水、菜汤、果汁等。

④瘀热：瘀，一指瘀血，瘀热，即瘀血与热相结。二是瘀与郁相通，瘀热，即郁热，是邪热郁滞在里之意。结合条文之意，文中以“郁热”为妥。

【释文】

阳明病为里实热证，主证为发热汗出，是邪热向外宣泄发散而不会出现发黄的表现。如果只出现头部汗出，至颈部而止，身体无汗，小便不利，口渴引饮者，是热与湿合，湿热胶结，热被湿遏，郁热熏蒸于里，身体皮肤必然出现发黄表现，治法当选茵陈蒿汤清热利湿以退黄。

【方义】

方中茵陈蒿、大黄、栀子都是苦寒药物，苦能燥湿，寒能清热。其中茵陈蒿有疏肝利胆之功，为清热利湿退黄的主药。栀子具有清热除烦，清泄三焦而通调水道之功。大黄具有泄热除瘀，推陈出新之用。三药合用，使湿热壅遏之邪，尽从二便而去。

【按语】

本条阐述阳明瘀热在里发黄的证治。

【执医考点】

1. “阳明之为病，胃家实是也。”

2. “阳明病，脉迟，虽汗出……勿令至大泄下。”

3. “三阳合病，腹满身重……白虎汤主之。”

4. “阳明病，发热汗出者……茵陈蒿汤主之。”

【链接】

急黄患者陆某，男，23岁，社员。1977年4月23日发病，头昏乏力，恶心呕吐，食欲不振，目黄尿黄。于5月3日住院治疗。诊断：亚急性黄色肝萎缩，经用西药治疗效果不显。中医诊察：目肤黄色如金，神情恍惚，烦躁不安，鼻衄时作。中脘痞满拒按，便秘，溲短，色深黄如酱。苔虽不腻，但根部粗糙。舌质深红，脉弦滑无力。证属湿热邪毒盘踞脾胃，弥漫三焦。拟予清热解毒、苦泄通利法。仿茵陈蒿汤合黄连解毒汤加减：西茵陈60g，山栀子12g，生大黄30g，黄连3g，黄芩9g，枳壳9g，黄柏9g，滑石18g，青黛3g，甘草5g。2帖。服后腑行一次，质硬成型，色黄而褐，夹有蛔虫，烦躁已减，能安静入睡。黄疸仍深，精神萎顿，脘腹痞满，溲赤而短，溺时不爽。灰黄腻苔布满，脉濡滑而数。仍宜苦辛通降，泄热化浊，兼以清热解毒，防其神昏。处方：西茵陈60g，大黄18g，玄明粉9g，生山栀9g，藿梗9g，炒枳实9g，全瓜蒌24g，龙葵30g，木通6g，甘草6g。2帖。药后神烦已安，腹胀大减，然困乏异常，苔厚腻，中心焦黄，舌尖殷红，脉数未清。原法加减再进3帖。病情续见稳定。后以王孟英苦甘合化法，重点用黄连配石斛、茵陈、天花粉等。终以疏肝和脾、调益气阴善后。[陈继明，毛俊同.急黄和暑温治验.上海中医药杂志，1982（7）：13-14.]

三、辨少阳病脉证并治

学习目标

1. 素质目标 通过对少阳病提纲及小柴胡汤证的学习，提升辨治疾病的能力，提高对《伤寒论》条文的学习兴趣，提高学生为大健康服务的能力和热情。

2. 知识目标 通过对原文的学习，掌握伤寒少阳病的主要临床表现，掌握少阳病的病因病机及主治方药。

3. 能力目标 学会少阳病的辨证及运用小柴胡汤加减治疗少阳病。

（一）少阳病提纲

【原文】

少阳之为病①，口苦，咽干，目眩也。（263）

【注释】

①少阳之为病：即少阳病。由于外邪侵犯少阳，胆火上炎，枢机不运，经气不利，进而影响脾胃，出现以口苦、咽干、目眩，往来寒热，胸胁苦满，默默不欲饮食，心烦喜呕，脉弦细，舌苔白等为主要表现的病证，称少阳病。

【释文】

少阳病，主要表现为口苦、咽干、头目昏眩。

【按语】

少阳病除口苦、咽干、目眩等症状外，其主症还有往来寒热、胸胁苦满、默默不欲饮食、心烦喜呕等。本条应与96条描述主证合参，才比较全面。其病因与病机是外邪侵入少阳，正邪相争，引起少阳枢机不利，进一步影响脾胃之故。

（二）小柴胡汤证

【原文】

伤寒五六日，中风，往来寒热①，胸胁苦满②，嘿嘿③不欲饮食，心烦喜呕，或胸中烦而不呕，或渴，或腹中痛，或胁下痞硬，或心下悸，小便不利，或不渴，身有微热，或咳者，小柴胡汤主之。(96)

小柴胡汤方

柴胡半斤，黄芩三两，人参三两，半夏半升（洗），甘草（炙）、生姜（切）各三两，大枣十二枚（擘）。

上七味，以水一斗二升，煮取六升，去滓，再煎取三升。温服一升，日三服。若胸中烦而不呕者，去半夏、人参，加瓜蒌实一枚。若渴，去半夏，加人参合前成四两半，瓜蒌根四两。若腹中痛者，去黄芩，加芍药三两。若胁下痞硬，去大枣，加牡蛎四两。若心下悸、小便不利者，去黄芩，加茯苓四两。若不渴、外有微热者，去人参，加桂枝三两，温覆微汗愈。若咳者，去人参、大枣、生姜，加五味子半升，干姜二两。

【注释】

①往来寒热：指恶寒与发热交替出现。

②胸胁苦满：苦，作动词用，即患者以胸胁满闷为痛苦。

③嘿嘿：嘿，同默。嘿嘿，形容词，形容患者表情沉默，不欲言语，不想吃饭的样子。

【释文】

伤寒或中风，五六日后，出现往来寒热，胸胁胀满痛苦，情绪低落，精神抑郁，没有食欲，心烦，频繁呕吐，或胸中烦躁而不呕，或者出现口渴，或者出现腹痛，或者胁下出现包块质硬，或者心下悸动、小便不利，或者口不渴，身有微热，或者出现咳嗽等，均可用小柴胡汤加减治疗。

【方义】

小柴胡汤中，柴胡气轻味苦，通疏少阳之郁滞。黄芩苦寒，气味较重，能清胸腹蕴热以除烦满。半夏、生姜调理脾胃，降逆止呕。人参、甘草、大枣益气和中，扶正祛邪。诸药配伍，寒温并用，升降协调，具有疏利三焦、调达上下、宣通内外，和畅气机的功能。煎服法用“去滓再煎”之法，是取其气味平和，且有和解少阳枢机之功，故称小柴胡汤为“和剂”。

【按语】

本条文阐述少阳病的辨证论治。少阳包括手少阳三焦经与足少阳胆经。外邪侵犯少阳，胆火上炎，枢机不运，经气不利，进而影响到脾胃功能，出现口苦、咽干、目眩，往来寒热，胸胁苦满，默默不欲饮食，心烦喜呕，脉弦细，苔白等症状，称为少阳病。少阳居于太阳和阳明之间，既不在太阳之表，又未达阳明之里，故少阳病证有“半表半里”之称。风寒之邪入于半表半里，枢机不利，正邪交争，正胜则热，邪胜则寒，寒热交替出现。故往来寒热是少阳病的主要热型。足少阳胆经络肝属胆，循胁里。邪犯少阳，经气不利，所以表现为胸胁苦满。胆火内郁，横逆犯脾乘胃，则出现神情默默，不欲饮食。胆火内郁则心烦，胃失和降则喜呕。治当和解少阳为法，用小柴胡汤治疗。

【执医考点】

“少阳之为病，口苦，咽干，目眩也。”

【链接】

董齐贤，病伤寒数日，两胁挟脐痛不可忍。或作奔豚治，予视之曰：非也。少阳胆经，循胁入耳。邪在此经，故病心烦，喜呕，渴，往来寒热，默不能食，胸胁满闷，少阳证也。始太阳传入此经，故有是证。仲景云：太阳病不解，传入少阳，胁下满，干呕者，小柴胡汤主之。三投而痛止，续得汗解。(《伤寒九十论》)

四、辨太阴病脉证并治

学习目标

1. 素质目标 通过对太阴病提纲和主证、病机条文的学习，提高对《伤寒论》原文的学习热情，增加对古代医籍的热爱，增加对中医药文化和中华文化的热爱。

2. 知识目标 通过对太阴病脉证并治条文的学习，认识太阴病的辨治提纲、主证、病机和治疗法则。

3. 能力目标 学习运用太阴病提纲、主证、病机和治疗法则对临床所见太阴病进行辨治，提高临床治疗水平。

（一）太阴病提纲

【原文】

太阴之为病[①]，腹满而吐，食不下，自利益甚[②]，时腹自痛。若下之，必胸下结硬[③]。(273)

【注释】

①太阴之为病：邪犯太阴，脾阳受损，运化失职，津液不能正常转输，出现寒湿内停，影响脾胃气机升降，表现腹满时痛，吐利不食等证，属脾胃虚寒证。

②自利益甚：程扶生注："食邪在腹，则秽行而利减，此寒邪在脏，故自利日益甚也。"

③胸下结硬：胸下指胃脘部，即胃脘部痞结胀硬。

【按语】

本条论述太阴虚寒证的辨证提纲。程扶生说："此言太阴总证也。太阴之脏为脾，太阴之脉入腹，故腹满时痛吐利，为太阴病也。食邪在腹，则秽行而利减，此寒邪在脏，故自利日益甚也。阳邪所干，则痛而暴烦。此阴邪在腹，故腹时自痛也。盖邪逼于上则吐而食不下，邪逼于下则利甚而腹痛，上下交乱，中州无主，此但可行温散，设误下之，则在下之邪可去，而上之邪陷矣，故胸下结硬。"

（二）太阴病本证

【原文】

自利不渴者，属太阴，以其脏有寒①故也。当温之，宜服四逆辈②。（277）

【注释】

①脏有寒：指脾脏虚寒。

②四逆辈：指四逆汤这一类方剂。

【释文】

自利不渴的，属于太阴病，是脾脏有寒的缘故。当用温法治疗，灵活选用四逆汤之类处方。

【按语】

本条文论述太阴病的主证，病机和治疗法则。结合273条理解，太阴病自利的病机为脾阳虚而清气不升。本条补充"不渴"作为辨证的依据。《医宗金鉴》说："凡自利而渴者，里有热，属阳也。若自利不渴，则为里有寒，属阴也。今自利不渴，知为太阴本脏有寒也，故当温之。四逆辈者，指四逆、理中、附子等汤而言也。"

【执医考点】

1. "太阴之为病，腹满而吐……若下之，必胸下结硬。"

2. "自利不渴者，属太阴，以其脏有寒故也。当温之，宜服四逆辈。"

五、辨少阴病脉证并治

学习目标

1. 素质目标　通过对原文的学习，增强对中医药文化和中华文化的自信。

2. 知识目标　掌握少阴病提纲；掌握太少两感证，少阴热化证，少阴阳虚水泛证，少阴寒化重证，少阴阳郁证的证候、治法、方剂。

3. 能力目标　学会运用少阴病各证的治法和方剂指导临床辨证论治。

（一）少阴病提纲

【原文】

少阴之为病，脉微细，但欲寐[①]也。（281）

【注释】

①但欲寐：指似睡非睡、精神萎靡、体力疲惫的衰竭状态。

【释文】

本条为少阴病提纲证，主要论述少阴病主症、主脉。少阴属心肾两脏，心主血，推动血行；肾主水，内潜真阴真阳。邪入少阴，损伤心肾之阴精阳气，致心肾两虚。若阳气虚弱，无力鼓动血行，则脉微弱无力；若精血亏耗，脉道不充，则脉体纤细。无论阳气虚衰，或精血不足，均可导致心神失养，出现“但欲寐”状态。本条从脉象到症状，揭示了少阴病整体性、全身性的衰竭本质。

【按语】

本条为少阴病篇首个条文，列举出一脉一症作为审证提纲，实有“见微知著”的积极意义。脉和症虽很简单，但足以显示出少阴病的特征，所以为少阴病辨证纲领。至于从寒从热的变化，仍需从其他症状参合分辨。

【执医考点】

“少阴之为病，脉微细，但欲寐也。”

【链接】

少阴肾经，阴盛之脏也。少阴受邪，则阳气微，故脉微细也。卫气行阳则寤，行阴则寐，少阴受邪，则阴盛而行阴者多，故但欲寐也。此少阴病之提纲，后凡称少阴病者，皆指此脉证而言也。（《医宗金鉴》）

（二）太少两感证

【原文】

少阴病，始得之，反发热，脉沉者，麻黄细辛附子汤主之。（301）

麻黄细辛附子汤方

麻黄二两（去节），细辛二两，附子一枚（炮，去皮，破八片）。

上三味，以水一斗，先煮麻黄，减二升，去上沫，内诸药，煮取三升，去滓，温服一升，日三服。

【释文】

本条主要论述太少两感证的证治。太少两感证即少阴兼太阳表证。多因素体肾阳虚损，复感风寒而发病。少阴病多为里虚寒证，本不当有发热，故称反发热。病始得之而见发热者，为外邪束表，卫阳郁遏。然病在表，脉应见浮，今见脉沉，可知兼有少阴里虚。证属少阴阳虚兼表，治宜表里同治，温经解表，方用麻黄细辛附子汤。

【方义】

方中以麻黄之辛温，解表散寒；炮附子大热，温阳祛寒；细辛气味辛温雄烈，既能走表，又能入里，走表助麻黄以解表，走里助附子以温经。三药相伍，散寒解表以退热，温经助阳以祛寒；温阳更助解表，表散不伤阳气。

【按语】

太少两感证之发热与少阴阴盛格阳证之发热不同。前者为全身发热，且与恶寒并见；后者虽有发热，是为假热，故手足厥逆，身反不恶寒，同时必有下利清谷，脉微欲绝之里虚寒证。

【执医考点】

“少阴病，始得之，反发热，脉沉者，麻黄细辛附子汤主之。”

【链接】

阴病不当发汗，发汗即动经。然太阴脉浮，少阴病发热，亦须微微出汗，但不可正汗耳。太阴脉浮者，宜桂枝汤。少阴发热脉沉，宜麻黄细辛附子汤。少阴二三日，常见少阴证，无阳证者，宜麻黄甘草附子汤，微发汗。皆阴证表药也。(《世医得效方》)

（三）少阴热化证

【原文】

少阴病，得之二三日以上，心中烦，不得卧[①]，黄连阿胶汤主之。(303)

黄连阿胶汤方

黄连四两，黄芩二两，芍药二两，鸡子黄二枚，阿胶三两（一云三挺）。

上五味，以水六升，先煮三物，取二升，去滓，内胶烊尽，小冷，内鸡子黄，搅令相得，温服七合，日三服。

【注释】

①不得卧：指失眠。

【释文】

本条主要论述少阴热化证的证治。少阴心肾素体阴虚，复感外邪，容易热化，形成热化证。心属火，肾属水。肾水不足，不能上济心阴，而致心火独亢于上，即所谓心肾不交，水火不济。临床表现为“心中烦，不得卧”。除了心烦失眠，当伴有咽干口渴、舌红少苔、脉细数等脉症。治宜清热为主，兼顾滋阴，方用黄连阿胶汤。

【方义】

方中以黄芩、黄连清心火，除烦热；芍药、阿胶滋肝肾之阴，鸡子黄养血润燥为辅。全方共成泻心火、滋肾水、交通心肾之剂。

【按语】

黄连阿胶汤证之“心中烦，不得卧”，与栀子豉汤证的“虚烦不得眠”不同。后者为热扰胸膈，肾水不虚，其舌苔多见黄白，并且有反复颠倒，心中懊侬，胸中窒，心中结痛等症，治宜清宣郁热。前者为阴虚阳亢而有热，其舌质不但红绛，而且干燥无津，但无热扰胸膈的见症，治宜滋阴清热降火。

【执医考点】

“少阴病，得之二三日以上，心中烦，不得卧，黄连阿胶汤主之。”

【链接】

二三日以上，即一日也，合一二三日而浑言之，即初得也。细绎其文，是初得即为少阴病，非自他经传来也。其病既非自他经来，而初得即有热象者，此前所谓伏气化热而窜入少阴者也。盖凡伏气化热之后，恒因薄受外感而猝然发动，至其窜入之处，又恒因其脏腑素有虚损，伏气即乘虚而入。由斯而论，则此节之所谓少阴病，乃少阴病中之肾虚兼热者也。夫大易之象，坎上离下为既济，坎为肾而在上者，此言肾当上济以镇心也，离为心而在下者，此言心当下济以暖肾也。至肾素虚者，其真阴之气不能上济以镇心，心火原有摇摇欲动之机，是以少阴之病初得，肾气为伏气所阻，欲上升以济心尤难，故他病之现象犹未呈露，而心中已不胜热象之烦扰而不能安卧矣，是以当治以黄连阿胶汤也。(《医学衷中参西录》)

（四）少阴阳虚水泛证

【原文】

少阴病，二三日不已，至四五日，腹痛，小便不利，四肢沉重疼痛，自下利者，此为有水气。其人或咳，或小便利，或下利，或呕者，真武汤主之。(316)

真武汤方

茯苓三两，芍药三两，白术二两，生姜三两（切），附子一枚（炮，去皮，破八片）。

上五味，以水八升，煮取三升，去滓，温服七合，日三服。若咳者，加五味子半升，细辛一两，干姜一两；若小便利者，去茯苓；若下利者，去芍药，加干姜二两；若呕者，去附子，加生姜，足前成半斤。

【释文】

本条主要论述少阴阳虚水泛证的证治。足少阴肾为水脏，故称“水之下源”。少阴病二三日不已，至四五日，邪气递深，肾阳日衰，阳虚寒盛，水气不化，泛溢为患。水泛上焦，水寒犯肺，肺气上逆，则见咳嗽；水泛中焦，脾胃气阻，升降反作，则见腹痛、呕吐、下利；水停下焦，津不化气，则见小便不利；水泛肌表，浸淫肢体，则见四肢沉重、疼痛。可见水饮内停，随气机升降，内而脏腑，外而四肢，上、中、下三焦无处不到，见症多端。但总属肾阳亏虚，水气泛滥，宜用真武汤温阳镇水。

【方义】

方中以炮附子温阳化气，功在下焦，使水有所主；白术燥湿健脾，功在中焦，使水有所制；生姜宣发肺气，功在上焦，使水有所散。茯苓淡渗利水，佐白术健脾，是于制水中有利水之用；芍药活血络而利小便，是于利水之中有活血之法。全方从三脏二腑着眼，俾三焦脏腑之水，肌腠表里之水，皆可毕一役而去之，故真武汤为治水名方。

或然症加减：若咳者，是水寒犯肺，加五味子以敛肺气，加细辛、干姜以散水寒；若小便利者，去茯苓之淡渗；若下利甚者，是阴盛阳衰，水走肠间，不需芍药泄络搜水，前文有“设当行大黄、芍药者，宜减之”，故去芍药，加干姜以温里；若水寒犯胃而呕者，可加重生姜，以和胃降逆散饮，原方去附子，但虚寒呕吐并不禁忌附子，且附子为本方主药，似可不去。方后加减诸法，是为随证化裁举例示范，亦即随证治之之意。

【按语】

太阳病篇第 82 条所述真武汤证，是太阳病过汗，损伤少阴之阳气，失却“精则养神，柔则养筋”的功能，故出现“头眩，身瞤动，振振欲擗地”的症状；其里阳虽虚，然表邪未去，故仲景说“仍”发热；其心悸一症，既有阳虚失于鼓动，又提示肾阳虚不能镇水气，致使水气凌心。但毕竟阳虚轻、病程短，只是无形之水气凌心，尚不至于有形之水饮泛滥。

本条的真武汤证，则是病程较长，阳气久虚，水饮停滞。外则留滞于皮肤肌肉筋脉，致其失于温煦，经气不畅，而见四肢沉重疼痛。内则阳虚寒滞，脏腑失温，致腹痛。水饮上干肺气而咳，中伤胃气而呕，停滞下焦则下利、小便不利并见。可见其表里内外，上、中、下三焦皆受其害，与第 82 条的自是不同。

然而在治疗时，仲景用同一方，第 82 条真武汤证是过汗伤阳，阳气易伤而难复，水湿易停而难消，在肾阳损伤之初，即早补阳气，杜绝水患，犹未雨绸缪，防患于未然之意。若以真武汤重在“治水”言，则第 82 条所列病证用真武汤是为“防汛”，温阳以加固堤坝，利水以疏浚渠道，重在温阳以防水气泛滥。本条所列病证用真武汤则是“抗涝”，利水以排除浸渍，温阳以修复渠坝，重在利水以治内涝。

【执医考点】

“少阴病，二三日不已，至四五日……真武汤主之。”

【链接】

少阴属肾，主水者也。少阴受邪，不能主水，上攻则咳，下攻则利。邪从寒化，真武汤证也；邪从热化，猪苓汤证也。今被火气劫汗，则从热化，而转属于胃，故发谵语；津液内竭，故小便难。是皆由强发少阴之汗故也。欲救其阴，白虎、猪苓二汤，择而用之可耳。(《医宗金鉴》)

（五）少阴寒化重证

【原文】

少阴病，下利清谷，里寒外热，手足厥逆，脉微欲绝，身反不恶寒，其人面色赤，或腹痛，或干呕，或咽痛，或利止脉不出者，通脉四逆汤主之。(317)

通脉四逆汤方

甘草二两（炙），附子大者一枚（生用，去皮，破八片），干姜三两（强人可四两）。

上三味，以水三升，煮取一升二合，去滓，分温再服，其脉即出者愈。面色赤者，加葱九茎；腹中痛者，去葱，加芍药二两；呕者，加生姜二两；咽痛者，去芍药，加桔梗一两；利止脉不出者，去桔梗，加人参二两。病皆与方相应者，乃服之。

【释文】

本条主要论述少阴寒化重证的辨治。少阴为病，下利清谷，手足厥逆，恶寒蜷卧，小便色白，脉沉或微，属于一般性少阴寒化证，用四逆汤治疗即可。若脉微欲绝，则是阴寒内盛、阳气大虚所致，属于少阴寒化重证。寒邪内盛，脾肾阳虚，故下利清谷；寒邪凝滞，阳虚失温，故手足厥逆；阳气大虚，阴寒极盛，气血衰微，脉络闭阻，故脉微欲绝。阴盛格阳，虚阳被格于外，故身反不恶寒；虚阳被格于上，故面色赤。此即所谓“里寒外热”，即内真寒而外假热，阴盛于内，格阳于外的“格阳证”。寒化重证，四逆汤方小力薄，故增大其药量，以通脉四逆汤破阴回阳，宣通内外。方名“通脉”二字，就是针对“脉微欲绝”而设的。少阴寒化重证，往往具有以下或然症：阳气虚衰，寒凝脾络，则腹痛；寒气犯胃，胃气上逆，则干呕；虚阳循经上浮，郁于咽嗌，则咽痛；阳虚气不化津，下利多津耗气脱，元气大虚，故利虽止而脉不出。

【方义】

通脉四逆汤与四逆汤药味相同，而用量有异。加重姜附用量，驱寒回阳之力更强，寒去则阳回，阳回则脉通，所以方名通脉四逆汤，以区别于四逆汤。若面色赤，加葱白，取其宣通阳气，以返上越之阳；腹中痛，加芍药，通脾络，止腹痛；干呕，加生姜，和胃降逆以止呕；咽痛，加桔梗，利咽开结而止痛；利止脉不出，加人参，益气而生津，固脱而复脉。方后提出“病皆与方相应者，乃服之”，示人处方选药必须符合病机，兼症不同，又当随症加减，才能收到预期效果。

【按语】

本证面色赤，属阴盛于里，虚阳被格于上，应与阳明病面合色赤属于邪热充斥者相鉴别。虚阳浮越的面色赤必红而娇嫩，游移不定，且必伴有其他虚寒证；阳明病的面合赤色是面部通红，色红而不游移，必有其他热证。此外，热证多口舌干燥，大渴引饮，假热证口和舌润，虽渴亦不多饮，或喜热饮。两者全身情况大异，临床不难鉴别。

【执医考点】

“少阴病，下利清谷……通脉四逆汤主之。”

【链接】

喻嘉言治徐国珍，伤寒六七日，身寒目赤，索水到前，复置不饮，异常大躁，门牖洞启，身卧地上，辗转不快，更求入井。一医急治承气将服。喻诊其脉，洪大无伦，重按无力。乃曰：是为阳虚欲脱，外显假热，内有真寒，观其得水不欲咽，而尚可咽大黄、芒硝乎？天气燠蒸，必有大雨，此证顷刻一身大汗，不可救矣。即以附子、干姜各五钱，人参三钱，甘草二钱，煎成冷服，服后寒战，戛齿有声，以重绵和头覆之，缩手不肯与诊，阳微之状始著，再与前药一剂，微汗，热退而安。(《古今医案按》)

（六）少阴阳郁证

【原文】

少阴病，四逆，其人或咳，或悸，或小便不利，或腹中痛，或泄利下重①者，四逆散主之。(318)

四逆散方

甘草（炙），枳实（破，水渍，炙干），柴胡，芍药。

上四味，各十分，捣筛，白饮和服方寸匕，日三服。咳者，加五味子、干姜各五分，并主下利；悸者，加桂枝五分；小便不利者，加茯苓五分；腹中痛者，加附子一枚，炮令坼②；泄利下重者，先以水五升，煮薤白三升，煮取三升，去滓，以散三方寸匕内汤中，煮取一升半，分温再服。

【注释】

①泄利下重：指泄泻或痢疾兼有后重。

②坼（chè）：碎裂之意。

【释文】

本条主要论述阳郁致厥的证治。虽以少阴病冠首，但不属于少阴病，少阴病属于阴阳俱虚证，其表现形式非阳虚即阴虚，非虚火上炎即阴寒内盛。以少阴病冠首的目的意在辨证，阳衰阴盛则手足逆冷，而手足逆冷并非皆属于阳衰阴盛。少阴寒化之四逆，因阳衰阴盛所致，常伴有恶寒蜷卧、下利清谷、脉微等虚寒脉症，当用四逆汤治疗。本条之四逆，因肝气郁结，气机不利，阳气内郁，不能外达四肢所致，不会伴有虚寒症状。治疗当以四逆散调畅气机，透达郁阳。

【方义】

方中以柴胡疏肝理气，透达郁阳；枳实行气破滞；芍药苦泄通络；甘草和中缓急。四药相合，使气机调畅，郁阳得伸，而四逆得除。方名“四逆”，显然有与“四逆汤”相对比的意味。

“其人或咳，或悸，或小便不利，或腹中痛，或泄利下重”，皆为或然症，因于饮邪留滞，阳气郁遏，气机不畅。若兼肺寒气逆，则为咳；兼心阳不足，则为悸；兼气化失职，则小便不利；兼阳虚中寒，则腹中痛；兼中寒气滞，则泄利下重。若咳者，加五味子、干姜，温肺敛气止咳；若悸者，加桂枝，温心阳益心神而定悸；若小便不利者，加茯苓，淡渗利水；若腹中痛者，加炮附子，温肾散寒止痛：若泄利下重者，加薤白，行气滞而下重泄利并除。或然证加减法，或温阳散寒以利水，或淡渗之法以利水。

【按语】

由于本条以少阴病贯首，历代注家难以跳出少阴病的范畴，有的注家虽知四逆散一般而言并非治疗少阴病之方，但拘于少阴病之名，或囫囵作注，或旁顾言他。以至舒驰远有“何用四逆散，不通之至”之论。所以理解为疑似证比较合理，也符合《伤寒论》惯用疑似证鉴别的规律。均以“四逆”为主症，均以“四逆”为方名，但病机一为阳虚，一为阳郁，病位一在少阴（肾），一在厥阴（肝），这就有了鉴别的必要。

【执医考点】

“少阴病，四逆……四逆散主之。”

【链接】

四逆散，与四逆汤药品皆异者，此四逆由于热深而厥也。《素问·厥论》云：阴气虚则阳气入，胃不和而精气竭，则不营其四肢。《厥阴篇》曰：前热者后必厥，厥深热亦深，厥微热亦微，厥应下之。故虽少阴逆，而属阳邪陷入者亦可下，但不用寒下耳。热邪伤阴，以芍药、甘草和其阴；热邪结阴，以枳实泄其阴；阳邪伤阴，阴不接阳，以柴胡和其枢纽之阳。此四味而为下法者，从苦胜辛、辛胜酸、酸胜甘，乃可以胜肾邪，故得称下。服以散者，取药性缓乃能入阴也。（《绛雪园古方选注》）

六、辨厥阴病脉证并治

学习目标

1. **素质目标** 通过对条文的学习，增强运用中医防病治病的信心，增强对中医文化和中华文化的热爱。

2. **知识目标** 掌握厥阴病提纲的主症、病机。

3. **能力目标** 学会运用当归四逆汤证、白头翁汤证的病机证治指导临床实践。

（一）厥阴病提纲

【原文】

厥阴之为病，消渴①，气上撞心②，心中疼热③，饥而不欲食，食则吐蛔，下之利不止。（326）

【注释】

①消渴：即指口渴尤甚，饮水量大，饮不解渴。此处不是指内科疾病的消渴，也与前面五苓散之蓄水证之消渴不同。就病机而言，本证消渴是肝火灼阴，阴液亏虚；彼证消渴乃三焦水气不化，津难上承。就舌症而言，本证消渴，渴而喜饮，引水自救，且舌红少苔；彼证消渴，虽口渴欲饮，但饮则“水入则吐”，必舌淡苔白。

②气上撞心：患者自觉有气体上冲心胸部位。提示厥阴肝气（火）横逆。

③心中疼热：自觉心胸或胃脘部疼痛，伴有灼热感。提示肝火横逆犯胃。

【释文】

厥阴之病，饮水多而渴不解，自觉有气体上冲心胸，心胸或胃脘部疼痛并伴有灼热感，有饥饿感但并不能进食，强食则吐，若胃肠有蛔虫也会随之吐出；若用下法，则下利不止。

【按语】

本条为厥阴病提纲。厥阴肝，内寄相火，功主疏泄。厥阴为病，相火内炽，疏泄失常，气机逆乱。肝气横逆上冲，则气上撞心；肝火横逆犯胃，则心中疼热；肝火炽盛，消灼阴液，则见消渴。火盛消谷则易饥，木不疏土则虽饥而不欲食。肝热上炎，火失敷布，则脾虚肠寒，蛔虫喜温恶寒，不安躁动而上窜，则随气逆而吐出，故可知"吐蛔"提示下寒。由于本证属上热下寒证，故以此作为提纲，若以无形之相火为有形之实火，以厥阴病为阳明病，误用下法，则必因苦寒更伤阳气，使下寒益甚，发生下利不止的变证。同时，从"下之利不止"，又一次证明本证隐藏着下寒证。故本证治宜清上温下，可选用乌梅丸。

学习本条时，还要理解众多症状之中，"食则吐蛔"仅是提供参考的症状，临证有蛔则吐蛔，无蛔则不吐蛔，而不是一定要吐蛔。

【执医考点】

"厥阴之为病，消渴……下之利不止。"

（二）厥逆病机与证候特点

【原文】

凡厥者，阴阳气不相顺接，便为厥。厥者，手足逆冷者是也。（337）

【释文】

大凡厥证都是由于阴气和阳气不能顺利交接才发生的。厥的特征是手足厥冷。

【按语】

本条讲述厥逆的病机与证候特点。"厥"的基本病机是"阴阳气不相顺接"，"厥"的临床表现是"手足逆冷"。"凡厥者"，都可以理解为各种原因引起的手足逆冷。

厥逆不是单独的疾病，而是可以出现于多种疾病过程中的一种症状。人体在正常情况下，阴阳相贯，如环无端，气血和顺，故不厥冷。导致厥逆的病因很多，如寒、热、痰、水等，最终机理都是导致了阴阳经脉之气失调，阴阳气不能顺接于手足。因此，就厥逆的病机而言，是"阴阳气不相顺接"，导致阳气不能正常布达温煦，四肢失温则厥；就其证候特征而言，为"手足逆冷"。

（三）辨厥

1. 蛔厥（乌梅丸证）

【原文】

伤寒脉微而厥，至七八日肤冷，其人躁无暂安时者，此为脏厥[①]，非蛔厥[②]也。蛔厥者，其人当吐蛔。今病者静，而复时烦者，此为脏寒[③]，蛔上入其膈，故烦，须臾[④]

复止，得食而呕，又烦者，蛔闻食臭⑤出，其人常自吐蛔。蛔厥者，乌梅丸主之。又主久利。（338）

乌梅丸方

乌梅三百枚，细辛六两，干姜十两，黄连十六两，当归四两，附子六两（炮，去皮），蜀椒四两（出汗⑥），桂枝六两（去皮），人参六两，黄柏六两。

上十味，异捣筛⑦，合治之，以苦酒渍乌梅一宿，去核，蒸之五斗⑧米下，饭熟捣成泥，和药令相得，内臼中，与蜜杵二千下，丸如梧桐子大，先食饮服十丸，日三服，稍加至二十丸。禁生冷、滑物、臭食⑨等。

【注释】

①脏厥：因肾脏真阳极虚而致的四肢厥冷。

②蛔厥：因蛔虫窜扰，气机逆乱而致的四肢厥冷。

③脏寒：指脾虚寒，实为肠中虚寒。

④须臾：很短的时间。

⑤食臭：指食物的气味。

⑥出汗：用微火炒至油质渗出。

⑦异捣筛：将药物分别捣碎，筛出细末。

⑧斗：《玉函》卷八、《注解伤寒论》卷六均作“升”解。

⑨臭食：此指香味浓烈的食品。

【释文】

伤寒患者，症见脉象微弱，手足厥冷，病经 7 ～ 8 日后又出现周身肌肤冰冷，患者自觉躁动不安，无短暂安静时刻的，这是脏厥证，而不是蛔厥证。蛔厥证的特征是患者吐出蛔虫。现在患者虽然安静，但有时烦躁不安，这是因为肠中寒冷，蛔虫上入于膈，所以引起心中发烦，但一会儿就会自然停止，当进食就会发生呕吐，同时出现心烦，这是由于蛔虫闻到食物气味而上扰的缘故，患者平常可能有吐蛔的病史。因蛔虫窜扰而致的厥证，用乌梅丸治疗，此方还可治疗久治不愈的腹泻、痢疾。

【方义】

乌梅丸中重用乌梅，并用醋渍增益其酸性，为安蛔止痛之主药。附子、干姜、细辛、蜀椒、桂枝，取其辛以伏蛔，温以祛寒；黄连、黄柏，取其苦以驱蛔，寒以清热；人参、当归补气养血；米饭、蜂蜜和胃缓急。本方酸苦辛甘并投，寒温攻补兼用，以其酸以安蛔，以其苦以下蛔，以其辛以伏蛔，为清上温下、安蛔止痛之良方。因乌梅味酸入肝，兼具益阴柔肝、涩肠止泻的功效，故本方又可治寒热错杂、虚实互见之久利，实为厥阴病寒热错杂证之主方。原方为丸剂，现代多用汤剂，使用方便，加减灵活。

【按语】

本条论述脏厥与蛔厥的鉴别及蛔厥的证治。

蛔厥和脏厥均可见脉微而四肢厥冷，临床应作鉴别。蛔厥的病机是寒热错杂、上热下寒，其症状表现是：①有吐蛔症状或吐蛔史。②四肢虽厥，而周身皮肤不冷。③患者时静时烦，得食而呕又烦，这是因为脏寒蛔不安，蛔扰气机逆乱所致，若蛔不扰则不作。进食时，蛔因食入又动，向上窜扰，呕而又烦，并会吐出虫。脏厥的病机是真阳大虚，脏气垂绝，其特征是：①脉微而厥，病经 7 ～ 8 日后又出现周身肌肤冰冷。②患者自觉躁动不安一直持续，而不是时作时止。

治疗上，蛔厥因病机为上热下寒，蛔虫扰动，治用乌梅丸。乌梅丸功能辛开温散，泄热和阴，调畅厥阴气机，故又主治因厥阴气机不利上热下寒之久利不愈者。而脏厥因病机为真阳大虚，脏气垂危，故治疗上宜扶阳抑阴，可用四逆汤之类。现代临床对乌梅丸的应用较广，包括胆道蛔虫病、蛔虫性肠梗阻、慢性肠炎、结肠炎、急性菌痢、过敏性腹泻、十二指肠球部溃疡、慢性萎缩性胃炎、崩漏、带下、痛经、月经不调以及慢性角膜炎、角膜溃疡等，辨证属于寒热错杂，病变部位与肝经循行部位有关者。

【链接】

王某，男，47 岁。慢性腹泻已 3 年，常有黏液便，大便日 3 ～ 5 次，常有不消化之物。大便化验有少量白细胞；于某医院乙状结肠镜检查为肠黏膜充血、肥厚；钡餐检查有慢性胃炎。近年来腹泻加重，纳呆，腹胀，体重下降 10 余斤。半年来，心悸渐加重，伴有疲乏无力，查心电图为频发室性期前收缩，有时呈二联、三联律，服西药及中药活血化瘀之剂未效。脉沉细而结，舌尖边略红，苔灰。证属久利，肠胃失调，厥气上逆，心包受扰。治宜酸以收之，辛以温之，苦以坚之，拟乌梅汤加味。处方：乌梅 3 枚，花椒 4.5g，黄连 6g，干姜 4.5g，黄柏 6g，细辛 3g，党参 9g，当归 6g，桂枝 6g，制附片 6g，炙远志 4.5g。服 5 剂药后，食欲大振，大便次数减少，黏液消失，心悸减轻，睡眠亦见好转。又服 7 剂，大便已成形，每日 1 次，复查心电图亦转正常。随访 2 年余，未再犯病。[薛伯寿 . 乌梅丸的临床应用 . 中医杂志，1982（1）：50.]

2. 寒厥

（1）当归四逆汤证（血虚寒厥证）

【原文】

手足厥寒，脉细欲绝者，当归四逆汤主之。（351）

当归四逆汤方

桂枝三两（去皮），芍药三两，细辛三两，甘草二两（炙），当归三两，通草二两，大枣二十五枚（擘，一法，十二枚）。

上七味，以水八升，煮取三升，去滓温服一升，日三服。

【释文】

手足厥冷，脉形细小，好像要断绝的样子，用当归四逆汤主治。

【方义】

当归四逆汤方中当归补肝养血，又能行血，为本方之君药，配芍药共同养血和营。

配桂枝温经通阳，细辛温经散寒，通草通行血脉，大枣、甘草益脾和营。诸药合用，共同起到散寒邪、养血脉、通阳气的功效，是治疗血虚寒凝之证的首选方剂。

【按语】

本条论述了血虚寒凝致厥的证治。本证手足厥逆的病因病机不同于阳虚阴盛寒厥和热邪深伏之热厥，而是素体血虚，复因寒邪凝滞，气血运行不畅，四肢失于温养所致，其辨别关键为“脉细欲绝”。脉细者，以形而言，如线如丝，主血虚、脉道不充、血脉不利。脉细欲绝，似有似无，为血虚感寒、寒凝经脉所致。此当与四逆汤证（阳虚阴盛寒厥）的脉微欲绝相鉴别，脉微者，以力而言，谓脉来微弱无力，多属阳衰。故本证治疗以当归四逆汤养血散寒，温通经脉。

本条论述的证候比较简单，临床上由于寒凝部位不同，也可出现相应的临床表现。若寒邪凝滞于经络，可有四肢关节疼痛或身疼腰痛等；若寒邪凝结于胞宫则可见月经愆期而至、量少色暗等，临床表现虽各有差别，而血虚寒凝的病机则是一致的，治以当归四逆汤均有一定疗效。本方临床应用较广，治疗各种以疼痛为主的疾病报道较多，例如，头痛、心绞痛、癌痛、坐骨神经痛、痛痹、痛经、产后肢体疼痛、产后腹痛等。还可治疗肺心病并发心力衰竭、过敏性紫癜、中风后遗症、术后肠粘连；肩周炎、骨质增生、颈椎病、膝关节骨性关节炎；闭经、不孕症、慢性盆腔炎、产褥期疾病；雷诺病、荨麻疹、银屑病、赤白游风、冻疮等。此外，对耳鼻喉科的过敏性鼻炎、慢性鼻炎、声带水肿、颈动脉炎等属血虚寒凝者可有较好的疗效。

【执医考点】

“手足厥寒，脉细欲绝者，当归四逆汤主之。”

【链接】

姜某，男，56岁，杭州某管理局人员，2014年5月7日初诊。患者自述以往夏暑季节，当风贪凉，喜吹空调。近1年来，下肢两踝处畏寒怕冷，偶有酸痛麻木，遇冷或当风皮色变白，夏日亦需穿长裤，得温则减，伴有腰部隐痛，小便频数，夜尿3～4次，触之下肢及腰部皮温冰凉，面色无华，口不渴，舌质淡胖，边有齿痕，苔白，脉沉细。辅助检查：腰椎X线片示L3/4椎间盘变性突出。证属血虚寒凝，肌肤经络失养。治拟温经散寒，养血通络，当归四逆汤加减治之。拟方：当归、赤芍各12g，桂枝、通草各6g，细辛3g，生黄芪、桑寄生各15g，熟地黄10g，山茱萸9g，川断、菟丝子各12g，车前子15g（包煎），泽泻10g，鸡血藤30g，川牛膝15g，枳壳10g。1天1剂，水煎2次取汁300mL，分早晚2次服，7剂。嘱患者慎起居，避风寒，重保暖，注锻炼。复诊患者诉两踝处畏寒怕冷及腰部疼痛明显改善，夜尿次数减少至1～2次，皮温转温，舌质转红润。药证相符，效不更方，续服7剂，诸症趋愈。

按:《素问·逆调论》云:“肾者水也，而生于骨，肾不生，则髓不能满，故寒甚至骨也。”故以熟地黄、山茱萸益精填髓，川断、桑寄生补益肝肾，强筋壮骨，通利血脉，合菟丝子补肾阳益脾气；鸡血藤行血养血，舒经活络，牛膝活血通经，祛瘀止痛，引血下行；枳壳理气行滞，气行血行；泽泻、车前子利湿泻肾浊。诸药合用共奏养血通络，温经散寒，益肾蠲痛之功效，故诸症渐愈。[李莉，陈勇毅.陈勇毅应用当归四逆汤验案举隅.浙江中西医结合杂志，2014（9）：751-752.]

（2）四逆汤证（阳虚阴盛寒厥证）

【原文】

大汗出，热不去，内拘急①，四肢疼，又下利厥逆而恶寒者，四逆汤主之。（353）

四逆汤方

甘草二两（炙），干姜一两半，附子一枚（生用，去皮，破八片）。

上三味，以水三升，煮取一升二合，去滓，分温再服。强人可大附子一枚，干姜三两。

大汗，若大下利，而厥冷者，四逆汤主之。（354）

【注释】

①内拘急：腹中拘挛急迫。

【释文】

大汗出而热仍不退，腹内挛急，四肢疼痛，又有腹泻，手足厥冷，恶寒等症状的，用四逆汤治。（353）

因大汗出，或严重腹泻，而手足厥冷的，用四逆汤主治。（354）

【方义】

用大辛大热之附子，入心、脾、肾经，温壮心肾之阳，回阳破阴以救逆。用辛热之干姜，入心、脾、肺经，既与附子相须为用，以增温里回阳之力，又温中散寒，助阳通脉。炙甘草益气补中，与生姜、附子温补结合，治虚寒之本；又味甘能缓，可缓姜、附峻烈之性，使其破阴回阳而无暴散之弊。三药相合，药少力专，大辛大热，使阳复厥回。

【按语】

2条原文论述阳虚阴盛寒厥证治。

第353条为阳虚寒厥兼表证治。阳虚卫外不固，则大汗出，而大汗出又加重阳气阴津的损伤；阳气不足，阴津亏损，筋脉失于温养，则内见腹内拘急，外见四肢疼痛；阳虚不能正常腐熟水谷，水谷杂下，故为下利；阳衰阴盛，四肢失于温煦故手足厥逆而恶寒。本证“热不去”，是说原有之发热仍在，证属表证未罢，表里同病，以里证为重且急者，阳虚为甚，自当先里后表，故用四逆汤回阳救逆。关于“热不去”，也有认为是阴寒极盛，虚阳被格于外之征。“热不去”不论是兼表不解还是阴寒极盛，虚阳被格于外，其治均当以四逆汤急救回阳，以除厥利。

第354条亦论阳虚寒厥证治。大汗大下，均能伤阳。若大汗或大下利之同时见有四肢厥冷，是阳虚失温之明征，也是寒厥最基本的病理和表现，故以四逆汤扶阳治厥。

【链接】

患者，男，48岁。2011年10月2日下午3时急诊。素脾胃虚寒，中午于饭店聚餐食冷饮，开空调午休，突然发生腹部剧烈疼痛，头部出冷汗，四肢厥逆，舌淡苔白、脉伏。此为寒邪直中太阴，急投四逆汤回阳救逆。方药：附子（先煎30分钟）15g，干姜10g，炙甘草15g。2剂，水煎1小时，每剂煎2次，每2小时服1次。2011年10月3日上午复诊：服1剂腹痛减轻，2剂服毕腹痛若失。患者尚有脘腹痞满不思饮食，予附子理中丸温中健脾以固其本。此证脉象沉或伏，标志阳气大虚，阴寒极盛，当用急温之法，迟则有亡阳之变。方中附子辛热上助心阳以通脉，下助肾阳以益火，干姜助脾胃之阳气，炙甘草补脾益气以资后天之本，并协调附子干姜二药，药仅三味，功效完备，合成回阳救逆之峻剂。因病情危急服药亦不循常规，一日可服二、三剂并缩短服药时间，保持药力一鼓而下。[王彩云．经方治验举隅．光明中医．2015，30（8）：1791.]

3. 热厥

【原文】

伤寒脉滑而厥者，里有热，白虎汤主之。（350）

【释文】

伤寒病，脉象滑利而手足厥冷的，是为里热所致，应当用白虎汤主治。

【按语】

本条言里热炽盛致厥的证治。滑脉一般主热盛、怀孕、痰热、伤食。本条主热盛。手足厥冷也有寒热虚实之不同，本条为热郁于里，阳气不能外达所致，称为热厥，属厥深热深之一例。热邪内郁，但并无实邪结聚，治宜大清气分之热，方用白虎汤。热厥而有实热结聚则可用下法。

【链接】

吴某，女，20岁。高热2天，现症见高热，周身骨节烦痛，头痛鼻塞，汗出恶风，口渴气粗，小便黄赤，舌红苔黄，脉洪大而数，体温39.5℃。证属外邪袭表，化热入里，里热炽盛。治宜解表清里，方用白虎汤加味：生石膏30g，知母18g，金银花、连翘各10g，羌活、薄荷各5g，甘草6g，3剂，水煎服。服用1剂后高热减退，头身疼痛减轻，服完3剂诸证俱除。

按：根据患者高热，周身骨节烦痛，头痛鼻塞，汗出恶风，口渴气粗，审证阳明气分热盛证，外邪袭表，入里化热，里热炽盛，则高热，周身骨节烦痛，头痛鼻塞，汗出恶风，口渴气粗；舌红、苔黄或黄燥，脉象滑数或弦数，亦为阳明气分热盛之征。唯以解表清里法为宜，方选白虎汤加味。方中石膏清解里热，知母清热益阴，助石膏清热，金银花、连翘清热解毒，羌活、薄荷疏散外邪，炙甘草益气和中，并调和诸药。[张慧娜，王付．王付教授白虎汤札记．中国中医药现代远程教育杂志，2014，12（14）：13.]

（四）辨哕和下利

1. 辨哕

【原文】

伤寒大吐大下之，极虚，复极汗者，其人外气怫郁[①]，复与之水，以发其汗，因得哕[②]，所以然者，胃中寒冷故也。（380）

【注释】

①外气怫郁：外气，指体表之气。怫郁，有郁遏、不舒畅之意。外气怫郁，指体表之气不宣，可表现为肌表无汗而有郁热感。

②哕：即呃逆，是由胃气上逆动膈而致，症状特点为呃呃连声，其声短促，不能自主。

【释文】

伤寒病大吐大下之后损伤中阳，人体很虚弱，因其虚而复极汗出，而患者体表之气怫郁不宣，又给予饮水，以帮助发汗，就导致了呃逆的发生，之所以会这样，是因为中阳进一步受损，胃中虚寒的原因所致。

【按语】

论述误治伤阳，胃寒致哕证。伤寒经过大吐、大下误治后，使正气大伤，身体极度虚弱。此时本不应再行汗法，但医者不察病情，重发其汗，以致中阳大伤。“其人外气怫郁”说明误治后正气大虚，表气被郁，而见面赤，无汗等。此类似表证，而实非单纯的表证。医者误认为表证不解，复与水疗之法以发其汗，则阳从汗泄。几经误治，而使中阳极虚，胃中虚寒，气逆不降，故生呃逆。“所以然者，胃中寒冷故也”为自注句，阐明了本证哕的病机在于胃中虚寒。原文未出方治，治法当以温中散寒、和胃降逆，可选用理中汤、吴茱萸汤、四逆汤之类。

2. 辨下利

（1）热利

【原文】

热利下重[①]者，白头翁汤主之。（371）

白头翁汤

白头翁二两，黄柏三两，黄连三两，秦皮三两。

上四味，以水七升，煮取二升，去滓，温服一升，不愈，更服一升。

下利欲饮水者，以有热故也，白头翁汤主之。（373）

【注释】

①下重：即里急后重。

【释文】

热证下利，伴有里急后重的，用白头翁汤主治。（371）

下利证，见到口渴要喝水的，是里有热的缘故，用白头翁汤主治。（373）

【方义】

本证治宜白头翁汤清热燥湿，凉肝解毒。方中白头翁清热解毒凉肝，有较好的治痢作用。秦皮清肝凉血解毒，亦能治痢。黄芩、黄连清热解毒燥湿，为治痢要药。四药相合，为治湿热热毒下利的有效方剂。本方四味苦寒清热解毒药同用，为集中药力，解决主要矛盾，是《伤寒论》中常用的一种配伍方法。如抵当汤、大黄黄连泻心汤皆为此种配伍法。

【按语】

本节2条原文论述厥阴热利的证治。下利有寒热之分。“热利下重”四字，概括了白头翁汤证下利的病性和特点。“热”，指出了本证病性为热，自当有发热、渴欲饮水、舌红苔黄腻等热象；“利”，说明了病证，《伤寒论》所言下利，既指泄泻，又指痢疾。此处当指热性痢疾。“下重”，即里急后重，表现为腹痛急迫欲下，而肛门重坠大便难出。由于湿热邪毒郁遏不解，损伤肠道络脉，化腐成脓，故便中常夹有红白黏液或脓血。故下痢和脓血便是痢疾的证候特征。

现代临床主要将白头翁汤应用于细菌性痢疾、阿米巴痢疾、急性胃炎、肠炎、慢性结肠炎等胃肠道疾病。取本方清热燥湿，凉肝解毒止利之功，后世变通用以治疗泌尿系感染、盆腔炎、阴道炎、崩漏、阴痒、黄水疮、直肠癌等疾病。取本方凉肝解毒之功，还可用于急性结膜炎、病毒性结膜炎等眼科疾患。

【执医考点】

“热利下重者，白头翁汤主之。”

【链接】

肖相如医案：白头翁汤加味治疗肛周脓肿。关某，男，38岁，2007年9月18日初诊。患者肛门周围红肿疼痛，发热3天。患者肛周脓肿，全身发烧，肛门周围红肿热痛，舌红苔黄腻，脉滑数，体温38.8℃。对此，辨证应属湿热毒邪壅聚肛门，方用白头翁汤合五味消毒饮。处方：白头翁15g，秦皮15g，黄连10g，黄柏10g，蒲公英30g，金银花15g，紫花地丁10g，野菊花15g，天葵子10g。3剂，每日1剂，水煎取500mL，分3次温服。服上方3剂，热退痛止，脓肿吸收。

按：白头翁汤虽为厥阴热利主方，但并不仅仅用于治利。白头翁汤证的病机关键是下焦湿热，凡是下焦湿热证皆可使用。本证肛周脓肿为湿热壅聚肛门，与厥阴热利的病机肝经湿热下迫大肠相似，故可用白头翁汤清热燥湿，凉肝解毒，合五味消毒饮加强清热解毒作用。对于急性病、外感病而言，只要辨证准确，用药恰当，取效并不慢。不仅不慢，有很多时候比西医快。(《中医四大经典教学医案选编》)

（2）严重虚寒下利兼表证

【原文】

下利腹胀满，身体疼痛者，先温其里，乃攻其表，温里宜四逆汤，攻表宜桂枝汤。（372）

【释文】

下利而腹部胀满，又有身疼痛的，这是表里同病。治疗大法应当先温里寒，然后再解表邪。温里可用四逆汤，解表可用桂枝汤。

【按语】

本条指出严重虚寒下利兼表证的治疗大法。表里证相兼，治法有三：一是先表后里，在表证明显而里虚不甚、不急的情况下，当先解表，否则表邪内陷出现变证，其代表方为桂枝汤；二是先里后表，在里证急、里证重的情况下，当先治里，如需温里，其代表方为四逆汤；三是表里同治，一般情况下，以表里兼治最为常用。临证又有偏重于表、偏重于里之分。本证下利清谷、腹胀满，为脾肾阳虚，温运无力，寒湿阻滞，气机不畅所致。此时虽有“身疼痛”的表证，但以里证急重，故当先温其里，宜用四逆汤。待里证已安而尚有表证，再治其表，宜用桂枝汤。本条虚寒下利为肾阳虚所致，若为中阳虚，则可用桂枝人参汤以温中解表。

【链接】

曹某，男，9岁，2012年7月19日初诊。主诉：全身汗出过多1月余，头部尤甚。其母代述：患儿白天稍活动即汗出，头部尤甚，晚上需反复用毛巾为患儿擦汗，素喜生冷，易感冒。诊见：全身汗出，头部尤甚，纳差，时有厌食，睡眠差，小便黄，大便正常，触其尺肤凉，舌红苔薄白，左部脉沉缓，右部脉沉细，寸脉不及。中医诊为汗证，属脾胃虚弱，营卫失调。治宜益气固表，调和营卫。方用桂枝汤合玉屏风散加味：桂枝12g，白芍12g，炙甘草6g，大枣20g，生姜12g，生黄芪30g，防风6g，炒白术12g，首乌藤30g，白芙15g，石菖蒲12g，制吴茱萸3g，7剂，每日1剂，水煎服。7月26日复诊：服药后汗出明显减少，睡眠稍有改善，但心烦、腹胀、舌尖红、苔黄稍腻，左部寸脉浮数、右部关脉弦。宋军认为，患者营卫已和，卫表已固，但心火亢旺，中焦湿阻，于上方去大枣，加灯心草3g，关黄柏3g，党参6g，厚朴12g。再进7剂以巩固疗效，随访1个月未见复发。

宋军认为，汗证多因阴阳失调，腠理不固而致汗液外泄，小儿形气未充，汗出多自汗与盗汗并见，临床不能截然分开。然小儿脾胃稚嫩，再加上饮食不节，易使脾胃虚损，营卫不能各司其职。故用桂枝汤调和营卫，在营卫和的基础上加用玉屏风散益气固表，能达到事半功倍之效。首乌藤、石菖蒲养血宁心安神；白芙、吴茱萸寒温并用，以恢复中焦脾胃功能，党参补脾胃之气，体现了治疗小儿汗证、重视后天之本的思想。[施伟丽，卢鹏飞，宋军．夏月应用桂枝汤验案举隅．中国中医基础医学杂志，2013，19(1)：107.]

第三章 《金匮要略》导读

一、脏腑经络先后病脉证第一

学习目标

1. 素质目标 通过对原文的学习，提升对《金匮要略》的认识，增强对中医药文化和中华文化的自信。

2. 知识目标 掌握治未病的原则，掌握疾病的病因。

3. 能力目标 学会灵活运用治未病和早期治疗原则。

（一）治未病

【原文】

问曰：上工①治未病②，何也？师曰：夫治未病者，见肝之病，知肝传脾③，当先实脾④。四季脾王⑤不受邪，即勿补之。中工⑥不晓相传，见肝之病，不解实脾，惟治肝也。

夫肝之病，补用酸，助用焦苦，益用甘味之药调之。酸入肝，焦苦入心，甘入脾。脾能伤肾⑦，肾气微弱⑧，则水不行；水不行，则心火气盛，则伤肺；肺被伤，则金气不行；金气不行，则肝气盛，则肝自愈。此治肝补脾之要妙也。肝虚则用此法，实则不在用之。

经曰："虚虚实实⑨，补不足，损有余。"是其义也。余脏准此。（1）

【注释】

①上工：工指医师。古时候把医师分为上、中、下三等。精通医理、临床经验丰富的医师，称为上工。《灵枢·邪气脏腑病形》曰："上工十全九。"即指上工治病十病九愈。

②治未病：这里指治尚未发病的脏腑。

③肝传脾：肝为木，脾为土。根据五行生克的理论，肝木能乘脾土。故肝病可以导致脾病。

④实脾：即调补脾脏，使脾气充实。

⑤四季脾王：四季之末（即农历三、六、九、十二月之末的十八天）为脾土当令之

时，此处可理解为一年四季脾气都健旺之意。王，通“旺”。

⑥中工：水平一般的医生（次于上工）。《灵枢·邪气脏腑病形》曰：“中工十全七。”

⑦脾能伤肾：伤作“制约”解，意为脾土能制约肾水之气。

⑧肾气微弱：此“肾气”非肾中精气，而是指五行中肾水之气。肾气微弱应理解为肾水之气受脾土制约，不致亢而为害之意。

⑨虚虚实实：《金匮要略校注语释》谓本条“泛言预防工作，防止病情发展而影响其他脏腑”，“虚虚实实”当为“勿虚虚，勿实实”，即勿使虚证更虚，勿使实证更实。

【释文】

问道：高明的医生治未病，这句话是什么意思？老师说：所谓治未病，如在肝病的情况下，因知肝病会传到脾，故在脾病出现之前，即应予顾脾。但若是素体脾气健旺之人，则可暂缓考虑。不甚高明的医生，因不懂这种传变，治肝病时不知要顾脾，而唯知见肝治肝。

对肝病的治疗，补用酸味药，助用苦焦之品，再用甘味药调和中气。酸味入肝，焦苦味入心，甘味入脾。脾土能制约肾水之气，肾水之气受脾土制约则不亢而为害。肾水之气不亢，不能制约心火之气，则心火之气偏亢，则制约肺金之气，肺金之气不亢，则不能制约肝木之气，肝木之气就旺盛了，这就是治疗肝病用补脾之法的奥妙处。上述治法主要是针对肝病的虚证而言的一行，如属肝病的实证就不适用。

经文中指出：不能以泻法治疗虚证而导致正气更虚，不能以补法治疗实证而导致邪气更盛，应对虚证用补法，对实证用泻法，这才是正确的治法。其他脏腑病变的治疗也可据此类推。

【按语】

本条从脏腑整体观念出发，论述杂病“治未病”的治疗法则。所谓“治未病”其含义包括未病先防、有病早治与既病防传 3 类。此处的“治未病”含义即指既病防传，亦即已病以后治疗未病的脏腑，以防止疾病的进一步传变。本条从脏腑整体观念出发，以治未病为题，举肝病为例，说明脏腑之间，有相互滋生，相互制约的作用，一脏有病可以影响他脏，治疗时应照顾整体，以防止传变。首先是以肝为例说明，治其未病之脏腑，以防止疾病的传变。肝病传变，往往及脾，又有虚实之分。如见肝虚之病，宜补肝顾脾，采用“酸入肝，焦苦入心，甘入脾”的治法，如后世根据酸甘焦苦合用的原则，选用白芍、五味子、山茱萸、酸枣仁、当归、丹参、地黄等药配以炙甘草、淮小麦、大枣之品，治疗有头目眩晕、视力减退、失眠多梦、舌光红、脉弦细的肝虚证，此即补肝顾脾之法；而肝实者，宜泻肝顾脾，如逍遥散疏肝健脾，用治头昏目眩，胸胁胀满，纳呆便溏，神疲肢软等证，方中所用的白术、炙甘草等，即是泻肝顾脾之法。肝虚肝实，虽当异治，但兼顾脾脏则一，治肝兼顾脾，这是治疗肝病的一项重要原则。

【执医考点】

“问曰：上工治未病……是其义也。余脏准此。”

（二）病因分类

【原文】

夫人禀五常[①]，因风气而生长。风气[②]虽能生万物，亦能害万物，如水能浮舟，亦能覆舟。若五脏元真[③]通畅，人即安和。客气邪风[④]，中人多死。千般疢难[⑤]，不越三条：一者，经络受邪，入脏腑，为内所因也；二者，四肢九窍，血脉相传，壅塞不通，为外皮肤所中也；三者，房室、金刃、虫兽所伤。以此详之，病由都尽。若人能养慎，不令邪风干忤[⑥]经络；适中经络，未流传脏腑，即医治之。四肢才觉重滞，即导引[⑦]、吐纳[⑧]、针灸、膏摩[⑨]，勿令九窍[⑩]闭塞；更能无犯王法[⑪]、禽兽灾伤，房室勿令竭乏，服食[⑫]节其冷、热、苦、酸、辛、甘，不遗形体有衰，病则无由[⑬]入其腠理。腠者，是三焦通汇元真之处，为血气所注；理者，是皮肤脏腑之文理也。（2）

【注释】

①人禀五常：禀，受的意思。五常，即五行，指自然界木、火、土、金、水 5 种物质元素。

②风气：有广义和狭义之分，狭义指春天的风气，广义指自然界的气候，这里指广义的。

③元真：即元气或真气。

④客气邪风：外至曰客，不正曰邪，指致病的不正常的气候。

⑤疢（chèn）难：疢难即疾病。

⑥干忤：忤，违逆、抵触；干忤，此指侵犯。

⑦导引：指自我按摩，伸缩手足，活动肢体，以除劳去烦。《一切经音义》云：“凡人自摩自捏，伸缩手足，除劳去烦，名为导引；若使别人握搦身体，或摩或捏，即名按摩也。”

⑧吐纳：是调整呼吸的一种养生祛病方法。

⑨膏摩：用药膏摩擦体表一定部位的一种外治方法。

⑩窍：孔窍，眼、耳鼻、口为七窍，加上前后二阴即为九窍。

⑪无犯王法：王法即国家法令。无犯王法，是指不要触犯国家的法令。有劝诫免受刑法损伤身体之意。

⑫服食：即衣服、饮食。《灵枢·师传》曰：“食饮衣服，亦欲适寒温。”

⑬无由：没有途径。

【释文】

本条主要论述了人与自然的关系、病因与早期防治方法。人与自然的关系：古人认为人应遵循五行运化的常道，人体和四时气候是息息相关的。正常的四时气候叫六气，不正常的叫六淫。正常的气候能生长万物，对人体有利；不正常的气候能伤害万物，对人体也会致病，好比水能使船行，亦能使船倾覆一样。如果人体五脏的元真之气通畅、正气旺盛，能适应自然气候的变化，则不会得病，即所谓“正气内存，邪不可干”。当人体脏腑失和，正气虚弱，不能抗邪的情况下，风邪病毒就乘虚而入，造成疾病，此即所谓：“邪之所凑，其气必虚”。

病因分类，归纳起来，不外乎三条：①经络受邪，传入脏腑，这是因为正气不足，邪气乘虚入内，而引起内部疾病。②皮肤受邪，仅在血脉传注，使四肢、九窍壅塞不通其病在外。③房事过度或刀枪、虫兽的意外伤害，后世称为不内外因。

早期治疗及方法。当外邪刚侵犯经络，尚未深入脏腑，四肢才感觉重着不舒，就及时医治。比如采用引导、吐纳、针灸、膏摩等方法，不要使九窍闭塞不通，邪气即很快被驱除。否则，等病邪深入，由表及里，治疗起来困难得多了。

未病先防分三个方面：首先，要预防外在致病因素，注意适应气候的变化，慎风寒，“不令邪风干忤经络”，此即“虚邪贼风，避之有时”之意。其次，要预防内在致病因素，要内养正气，注意情志的调节，适当地节制房事，不要耗精过度，起居衣服适当，饮食适中，五味不偏。最后，还要避免外伤和虫兽的伤害，不要违法，免受刑法的皮肉之苦等。以上这些养生预防措施，可以增强人的体质，增加抵抗病邪的能力，消除致病的内在因素和外在因素，疾病就不会发生。总之，要想拒邪于外就须正气充足，腠理固密。所谓腠理，腠是三焦通汇元气或真气之处、周身气血津液流通灌注之处；理，是皮肤与脏腑的纹理。这样病邪就没有途径侵入人体肌表腠理了。一旦人体对外抗御能力减退，腠理即成为外邪侵入的门户。

【按语】

本条对病因的分类，是以客气邪风为主因，以脏腑经络分内外，指出邪由经络入脏腑为深为内；邪仅在皮肤血脉相传，为浅为外。宋代陈无择在《三因极一病证方论》中，以内伤外感分内外，以外感六淫为外因，五脏情志所伤为内因，饮食、房室、跌扑、金刃等为不内外因。其立论根据虽有不同，但也是在仲景病因归类的启发下，发展而来的。

【执医考点】

“夫人禀五常，因风气而生长……是皮肤脏腑之文理也。”

（三）痼疾加卒病

【原文】

夫病痼疾①，加以卒病②，当先治其卒病，后乃治其痼疾也。（15）

【注释】

①痼疾：难以治愈的旧病，慢性病。

②卒（cù）病：突然发生的疾病，新病。

【释文】

本条论述新旧同病时的先后缓急治则。在新病与旧病同时存在时，也应首先分别证情的先后缓急，急者先治，缓者后治。如本条所说，旧病势缓，不能急治；卒病势急，稍缓能起变化。且痼疾难拔，卒病易治。故既有痼疾又加卒病者，一般当先治其卒病，后治其痼疾。

【按语】

本条所述是新旧同病的一般治则，但在临床应用时，也应根据具体证情灵活掌握，如在痼疾与新病互相影响的情况下，治新病又必须照顾到痼疾，如喘家病伤寒，用桂枝汤即须加厚朴、杏子。此外，即使是治疗新病，在用药时，对于久病的病情，以及患者的体质等，均应考虑。如淋家、疮家、亡血家病伤寒均应注意讲求解表祛邪的方法，这些也是治疗新病照顾久病的例证。

【执医考点】

“夫病痼疾，加以卒病，当先治其卒病，后乃治其痼疾也。”

二、痉湿暍病脉证治第二

学习目标

1. **素质目标** 通过对痉湿暍病条文的学习，增强对中医药文化和中华文化的自信。
2. **知识目标** 掌握痉湿暍病证候及治则。
3. **能力目标** 学会运用痉湿暍病的证特点及治疗原则指导临床实践，提高临床疗效。

（一）痉病

【原文】

病者身热足寒，颈项强急，恶寒，时头热，面赤目赤，独头动摇，卒口噤[①]，背反张[②]者，痉病也。若发其汗者，寒湿相得，其表益虚，即恶寒甚，发其汗已，其脉如蛇[③]（一云其脉浛）。（7）

夫痉脉，按之紧如弦[④]，直上下[⑤]行（一作筑筑而弦）。（9）

【注释】

①卒口噤：突然口闭不能言语。

②背反张：角弓反张。

③其脉如蛇：脉不直而曲，如蛇行之状，即筋脉拘急已极的真脏脉。

④紧如弦:《玉函》《脉经》皆作“紧而弦”，古时“如”与“而”音义通用。

⑤上下：指关脉之上下，即寸关尺三部。

【释文】

第 7 条论述了痉病的证候和治疗禁忌汗法；第 9 条指出痉病的主脉。

患者身上发热，足部寒冷，颈项强直，不能自如地活动，恶寒，时觉头部发热，面红目赤，唯头部会不自主地摇动，突然口闭不能言语，腰背强直反张的，这是痉病。如果用发汗法，则汗出之湿与寒邪相结合，留滞在肌表。由于出汗，卫表之气更虚，所以恶寒加重。发汗以后，脉象发生变化，沉伏不利，屈曲如蛇。

痉病是由筋脉拘急而致，所以其脉自寸关尺三部皆见紧而弦的脉象。紧脉状如转索，紧张有力，端直以长，且按之不减，弦劲有力，此乃痉病之主脉。

（二）湿病

1. 湿病证候

【原文】

太阳病，关节疼痛而烦①，脉沉而细②（一作缓者），此名湿痹③。湿痹之候，小便不利，大便反快，但当利其小便。（14）

【注释】

①烦：因疼痛而烦扰不宁。

②细：《玉函》《脉经》《千金翼》皆将“细”作“缓”。

③湿痹：湿痹是感受湿邪而引起的关节、肌肉、经络等痹阻不通的病证。

【释文】

太阳病中，见关节疼痛，心烦，脉象沉细的，称为湿痹。湿痹的主要症状有小便不利，大便溏薄而易于排解，治法应当通利小便。

【按语】

本条论述湿痹的证候及治则。本条以太阳病为基础，证候见发热身重、关节疼痛，与风寒外袭太阳的太阳伤寒证类似，同时表明病因包括风、寒二邪。但本证最主要症状为关节疼痛，而非恶寒发热，而且，脉象非太阳伤寒证之浮紧，而是沉细，沉为里证脉，细由湿所致，表明病因还包括湿邪，而且以湿邪为主，湿邪与风寒之邪共害关节，闭阻不通，发为湿痹。湿痹证候除了关节疼痛以外，湿邪还能阻滞中焦，一方面导致阳气不能化水而小便不利，另一方面脾失健运而大便濡泻。治疗当通过利小便而驱湿邪，使中焦阳气通畅，健运恢复，大便亦恢复正常。因小便通利，则里湿去而阳气通，外湿自然易除。亦即后世“通阳不在温，而在利小便”“治湿不利小便非其治也”“利小便即所以实大便”之治。至于通利小便的方剂，大多医家主张用五苓散，《金匮发微》中建议使用五苓散倍桂枝方。

【原文】

湿家①之为病，一身尽疼（一云疼烦），发热，身色如熏黄②也。（15）

【注释】

①湿家：素湿重患者之通称。

②熏黄：黄而晦滞，如烟熏之状。

【释文】

长期患湿病的人，周身疼痛，发热，肤色晦滞发黄，好像被烟熏过的一样。

【按语】

本条论述湿病发黄的证候。湿邪为患时阻滞肌表气机，气滞而全身疼痛。湿邪郁滞气分，日久郁而化热，故发热。湿热郁蒸不解，故出现黄疸，本证以湿邪为主，故而出现湿重于热的晦滞黄色。方剂宜选择茵陈五苓散。

【执医考点】

“太阳病，关节疼痛而烦……但当利其小便。”

2. 湿病证治

（1）寒湿在表

【原文】

湿家身烦疼，可与麻黄加术汤发其汗为宜，慎不可以火攻①之。（20）

麻黄加术汤方

麻黄三两（去节），桂枝二两（去皮），甘草一两（炙），杏仁七十个（去皮尖），白术四两。

上五味，以水九升，先煮麻黄，减二升，去上沫，内诸药，煮取二升半，去滓，温服八合，覆取微似汗。

【注释】

①火攻：指用火法外治，迫使发汗。如用艾灸、温针、熏蒸、热熨等。

【释文】

长期患湿病的人，表现为身体疼痛而烦扰不宁的，可以用麻黄加术汤发汗治疗较为适宜，但要注意的是，不可采用火法迫汗。

【方义】

表证当从汗解，麻黄汤本为伤寒表实而设，而湿邪又不宜大汗，只宜微微似欲汗出，故加白术。《神农本草经》载“术，味苦，温。主风寒湿痹……止汗”，麻黄汤配伍白术，虽发汗不致过汗，又能并行表里之湿，相得益彰，共奏解表散寒除湿之功。方后注云，服用本方“覆取微似汗”。

【按语】

本条论述寒湿在表的证治。湿痹之人身体疼痛而烦扰不宁，这是寒湿痹阻，阳郁不通所致。以方测证，当有恶寒、发热、无汗等表寒证。故用麻黄加术汤，发汗散寒除湿，温通经脉止痛。本证不宜火攻发汗，否则可令大汗淋漓，风寒虽去，湿邪不除，病必不愈。且火热内攻，与湿相合，湿热郁蒸，可引起发黄、衄血等变证。

【链接】

痹症案：吴某，男，40岁，2010年4月16日初诊。患者双膝关节疼痛，遇冷加重，舌瘦小，淡红少苔，脉右弦，左沉弦弱。证属脾肾阳气不足、寒湿之邪闭阻经络，治宜温肾健脾、散寒除湿通络。药用白术、薏苡仁、桂枝、生石膏、生山药各30克，党参、干姜、女贞子各20克，附片（先煎）、甘草、麻黄、莱菔子各10克，细辛5克（先煎），5剂，水煎服，每日1剂。5剂后患者双膝关节疼痛明显减轻，继以上方加减10剂，患者双膝关节疼痛消失。

按：本例患者下肢冷痛为肾阳虚失于温煦，外湿留注关节，其右脉弦为脾虚之象，外湿侵犯易与内湿相合，故治以麻黄加术汤健脾去湿，加附片、细辛、干姜以增强温阳之力，党参、生山药、薏仁以增强健脾除湿之功，加石膏以防郁滞化热，莱菔子引气下行。[王福山.牟惠琴教授运用麻黄加术汤的经验.陕西中医，2011，32（4）：465.]

水肿案：张某，女，58岁，2000年10月18日就诊。发病急，恶寒，微热，咳嗽气喘，全身水肿，以颜面部为甚，全身关节疼痛，无汗，口不渴，尿色微黄，舌质淡红、苔薄白，脉浮。素有慢支肺心病史。证属外感风寒，肺气不宣，治以解表发汗，宣肺利水，用麻黄加术汤加味治疗。处方：麻黄9g，桂枝9g，杏仁10g，白术12g，桑白皮12g，云茯苓15g，葶苈子12g，生甘草6g。服药3剂后，汗出、恶寒发热、全身关节疼痛症状消失，咳嗽气喘好转，全身水肿消退大半。效不更方，续服上药3剂后，诸症悉除。[江进远.水肿治验2例.江西中医药杂志，2006（4）：21–22.]

（2）风湿在表

【原文】

病者一身尽疼，发热，日晡所[①]剧者，名风湿。此病伤于汗出当风，或久伤取冷[②]所致也。可与麻黄杏仁薏苡甘草汤。（21）

麻黄杏仁薏苡甘草汤方

麻黄（去节）半两（汤泡），甘草一两（炙），薏苡仁半两，杏仁十个（去皮尖，炒）。

上锉麻豆大，每服四钱匕，水盏半，煮八分，去滓，温服，有微汗，避风。

【注释】

①日晡所：晡（bū），申时，即下午三至五点；所，不定之词，表示大约。日晡所，指大约下午三至五点的时候。

②久伤取冷：长期过度贪凉之意。

【释文】

患者周身疼痛，发热，每到下午3～5时便加重，这是风湿病。本病是由于汗出受风，或长时间贪凉太过所引起的，可以用麻黄杏仁薏苡甘草汤治疗。

【方义】

方中麻黄发汗解表，散肌表之风湿；杏仁宣肺以助麻黄之力；薏苡仁甘淡微寒、利湿止痛，既可治筋脉拘挛不得屈伸以除湿痹，又可制约麻黄的温性，变辛温为辛凉解表法；甘草和中，诸药配合，共奏轻清宣化、散风祛湿之效，适用于风湿在表而欲化热之证。

【按语】

本条论述风湿在表的证治。风湿病的成因，多是由于出汗的时候，感受了风邪，汗液停留成为湿邪，风湿结合为患；或因经常贪凉受寒而致湿邪入侵。风湿犯表，正邪搏争，故周身尽疼，发热。风为阳邪，易于化热化燥，而阳明为燥土，旺于晡时，于晡时助其燥热，故此时发热加剧，病情加重。治疗应用麻杏苡甘汤轻清宣化、祛风祛湿。

【链接】

风湿性感冒病案：李某，男，35岁。因汗出风吹，以致汗郁皮下成湿，湿郁化热，今发热已十余日不解，每日下午热势增重，全身痛重。伴有咽痛而红肿咳嗽痰白而黏稠，无汗，自用辛凉解表药，更增恶寒，舌苔白腻，脉濡缓略浮，遂议为风湿性感冒病，因风湿郁闭，湿阻气机，气机不畅而出现症，劝其试服麻杏苡甘汤。麻黄、杏仁各10g，薏苡仁30g，甘草7g，更加秦艽10g，波蔻7g，仅服一剂，果然热退身安；咽已不痛，咳嗽亦舒，劝其再服二剂，以巩固疗效。[诸葛连祥.《金匮要略》论外湿的临床意义.云南中医学院学报，1978（3）：14.]

（3）风湿兼表气虚

【原文】

风湿，脉浮，身重①，汗出，恶风者，防己黄芪汤主之。（22）

防己黄芪汤方

防己一两，甘草半两（炒），白术七钱半，黄芪一两一分（去芦）。

上锉麻豆大，每抄五钱匕，生姜四片，大枣一枚，水盏半，煎八分，去滓，温服，良久再服。喘者加麻黄半两；胃中不和者，加芍药三分；气上冲者，加桂枝三分；下有陈寒②者，加细辛三分。服后当如虫行皮中，从腰下如冰，后坐被上，又以一被绕腰以下，温令微汗，差。

【注释】

①身重：此处指身体困重。

②下有陈寒：指下焦有寒已久。

【释文】

风湿伤于肌表则脉浮、身体沉重；表虚卫气不固则汗出恶风，证候风湿兼表虚，这与太阳中风证之汗出恶风不同，故不用麻黄等以发汗，而用防己黄芪汤益气除湿。

【方义】

方中防己辛苦寒，通行十二经，泄湿除痹，能使在表之湿邪通过小便排出，故用为主药；黄芪益气固表；白术健脾祛湿，既可助黄芪固表，又可协防己祛湿；生姜、大枣调和营卫，以顾表虚；甘草和中。诸药配合，共奏益气固表除湿之效。

【按语】

论述风湿表虚的证治。用防己黄芪汤益气除湿，“服后当如虫行皮中，从腰下如冰”，此即卫阳振奋，风湿下行、欲解之征。另外，方后云“温令微汗，差”，表明营卫调和，卫气振奋，驱邪外出而病愈。

【执医考点】

“风湿，脉浮，身重，汗出，恶风者，防己黄芪汤主之。”

【链接】

蔡春江医案：李某，女，30岁，双颊、眼睑肿2周余，晨起明显，夜尿较多，鼻流清涕，纳可，眠差，乏力，月经正常，舌淡白齿痕，苔白腻水滑，脉细。处方：生黄芪30g，防己15g，白术30g，茯苓9g，桂枝9g，甘草9g，泽泻6g，山药30g，夜交藤30g。嘱患者自备枣、姜以熬煮，患者服药一周后复诊，面部浮肿稍退，睡眠可，复用此方一个疗程，患者浮肿症状好转。

按语：方中黄芪补气固表利水，防己祛风行水，加白术、甘草、大枣、山药以增强健脾功效，桂枝温阳化湿，加茯苓、泽泻以加强利水效果，生姜走表发散，加强祛风功效。夜交藤主治患者失眠症状。诸药合用，以达到满意疗效。［刘超，蔡春江，李钰惠，等.蔡春江教授运用防己黄芪汤的经验及病案赏析.现代养生（下半月），2017（2）：172.］

三、百合狐惑阴阳毒病脉证治第三（节选）

学习目标

1. 素质目标　通过对百合总纲和证治条文的学习，增强对中医文化和中华文化的自信。

2. 知识目标　掌握百合病总纲的特点和百合病的正治法。

3. 能力目标　学会运用百合病的总纲特点和正治方药，指导百合病的临床辨治。

（一）百合病总纲

【原文】

论曰：百合病①者，百脉一宗②，悉致其病也。意欲食复不能食，常默默③，欲卧不能卧，欲行不能行，饮食，或有美时，或有不用闻食臭时，如寒无寒，如热无热，口苦，小便赤，诸药不能治，得药则剧吐利，如有神灵者，身形如和，其脉微数。每溺④时头痛者，六十日乃愈；若溺时头不痛，淅然⑤者，四十日愈；若溺快然，但头眩者，二十日愈。其证或未病而预见⑥，或病四五日而出，或病二十日，或一月微见者，各随证治之。（1）

【注释】

①百合病：病名。指由心肺阴虚，虚热内扰所致的，以精神恍惚不定，口苦、小便赤、脉微数为主症和特征的一类疾病。其命名一说因仅百合一味能瘳此病而得；一说百合病百脉俱受其累，而心主血脉，肺主治节，朝百脉，百脉一宗而得。

②百脉一宗：指人体血脉分之可百，但其同归心肺所主则一。宗，“本”也，“聚”也之谓。脉分之可百，合之则为一宗。

③默默：沉默不语的样子。

④溺：小便。

⑤淅然：形容小便时洒淅寒战的样子。

⑥预见：见（xiàn），同“现”，显露之意。预见，预先显露。

【释文】

论说：百合病是因为人体血脉分之可百，合之则同归心肺一源，源病则百脉皆病。表现为想进食又吃不下，常常沉默不语，想睡觉又睡不安，想行走又走不动，有时食欲非常好，有时却怕闻到食物的气味，好像是寒证却无明显的寒象，好像热证却无明显的热象，口中觉苦，小便黄赤。用许多药物治疗都未能治愈，甚至服药后出现剧烈的呕吐、下利，就好像有神灵作祟一样，神志恍惚，精神不安，自言自语，观察患者的形体，没有显著的病态，脉象微而数。

若患者在小便的时候有头痛感觉的，一般60天才可痊愈；若在小便的时候不头痛的，只是有些怕风或寒栗感觉的，常40日就可痊愈；若小便解得很畅快，只有头眩感觉的，到20日就可痊愈。

百合病有的是在没有任何疾病以前就先发生了，有的是在患其他疾病以后4、5天才发生，有的是在其他疾病出现之后20日或1个月后才逐渐显露。应辨证施治。

【按语】

本条是百合病的总纲。百合病是一种心肺阴虚内热的疾病。由于心主血脉，肺朝百脉，故心肺正常，则气血调达，百脉皆得其养。反之，则百脉俱受其累，证候百出，故云“百脉一宗，悉致其病也”。百合病临床表现为两个方面：一是由于心肺阴虚内热而影响神明，表现不正常的精神状态，时而出现精神恍惚不定，语言、行动、饮食和感觉等失调现象。二是由于阴虚生内热所致的口苦、小便赤、脉微数。治疗原则是养阴清热，不可妄用汗、吐、下，以免更伤阴液。

【执医考点】

“论曰：百合病者……各随证治之。”

（二）百合病证治

【原文】

百合病，不经吐、下、发汗，病形如初者，百合地黄汤主之。（5）

百合地黄汤方

百合七枚（擘），生地黄汁一升。

上以水洗百合，渍一宿，当白沫出，去其水，更以泉水二升，煎取一升，去滓，内地黄汁，煎取一升五合，分温再服。中病勿更服。大便当如漆。

【释文】

百合病没有用过涌吐、攻下或发汗等方法治疗，疾病的表现仍与发病当初一样者，用百合地黄汤治疗。

百合地黄汤组成：百合（擘）7 枚，生地黄汁 1 升。

用法：用水洗净百合，再浸一夜，应该有白沫浸出，将浸泡的水去掉，换用泉水 2 升，煎后取汁 1 升，去药渣，加入地黄汁，煎取 1 升 5 合，分成 2 次温服。病愈就不要再服。服药后，大便应该色黑如漆。

【方义】

方中百合功能润肺清心，益气安神；生地黄益心营，清血热，泉水下热气，利小便，用以煎百合，共奏润养心肺、凉血清热之功。阴复热退，百脉调和，病自可愈。并告之服药后大便呈黑色，为地黄本色，停药后即可消失，不必惊惧。

【按语】

本条论述百合病的正治法。百合病未经吐、下发汗等错误治法，日虽久而病情如初，仍如首条所述症状，其病机是心肺阴虚内热，用百合地黄汤来治疗。

【执医考点】

“百合病，不经吐、下、发汗……百合地黄汤主之。”

【链接】

失眠案：李某，男，48 岁，1997 年 6 月 10 日初诊。失眠半年，轻时每晚睡 3～4 小时，纷纭多梦，重时彻夜难以入寐，近 10 天来，每夜只能睡 1～2 小时，心胸烦热，头晕体倦，口干，舌红、无苔无津，脉细数。证属阴虚火扰，神不守舍。治宜养阴清火，养心安神。百合地黄汤加味。处方：百合 30g，生地黄 18g，玄参 12g，丹参、钩藤、生龙齿各 15g。水煎 3 次，将 3 次药汁和匀，睡前半小时服一半，另一半次日分为 2 次服。服 4 剂，夜能入睡 4 小时，易于惊醒，舌红少津，脉细数。原方去玄参，加合欢皮 12g，服 4 剂，能安然入寐。

按：本案为思虑过度，耗伤心阴，阴虚火旺，扰及心神，神不守舍，导致失眠以百合地黄汤养阴宁心；加玄参养阴清火；丹参清火安神；钩藤清心镇静；生龙齿镇心安神。二诊时，夜能入寐，但易惊醒，去玄参之甘润，加合欢皮悦心安神。[彭巍 . 百合地黄汤治验五则 . 新中医，2001，33（8）：50.]

四、中风历节病脉证并治第五

学习目标

1. 素质目标 通过对原文的学习，增强对学习中医文化的自信，进一步增强对中国文化的自信。

2. 知识目标 掌握中风历节病的病因病机和临床特征。

3. 能力目标 学会运用中风历节病的病因病机和临床特征指导临床实践。

（一）中风证治

【原文】

寸口脉浮而紧，紧则为寒，浮则为虚；寒虚相搏，邪在皮肤；浮者血虚；络脉空虚；贼邪不泻①，或左或右；邪气反缓，正气即急，正气引邪，㖞僻②不遂。

邪在于络，肌肤不仁；邪在于经，即重不胜③；邪入于腑，即不识人；邪入于脏，舌即难言④，口吐涎。（2）

【注释】

①贼邪不泻：贼邪指伤人之邪气，如风邪、寒邪等。不泻是说邪气留于经络血脉，不能排出。

②㖞僻：指口眼㖞斜。

③重不胜：指肢体重滞，不易举动。

④舌即难言：谓舌强，语言不清。

【释文】

由于肝肾阴血亏损，阴不敛阳，虚阳浮越于外，故脉浮。经络血脉中阴血不足，不能御邪，是其主要的病因病机。风寒之邪，乘虚侵袭，邪气留于肌表经络血脉，故脉紧。风寒邪气在肌表，闭塞经脉，是病机进一步发展。邪气留而不去，或在左，或在右。邪气侵袭之侧，脉络闭塞，气血受伤，故筋缓而不用。无邪之侧，气血运行正常，正气独治，故筋拘急。缓者为急者所牵引，故见口眼㖞斜，半身不遂。

中风的辨证，病变轻浅者，邪中络脉，营气不能运行于肌表，以致肌肤麻木不仁。病变较重者，邪中经脉，经脉阻滞，气血不能运行于肢体，以致肢体重滞不易举动。病势更为深重者，是邪气传入于腑，如胃腑缓弛不用，胃中湿浊郁蒸，神失清灵，故不识人。病势最为深重者，邪气传入于脏，如邪气归心，乱其神明，则舌强难言，津液失摄而口中吐涎。

【按语】

本条论述中风的病因、病机和脉证。前段揭示中风病病因病机的复杂性。中风一病，既有外邪之诱发，又有肝肾之不足。肝肾阴血不足，既可引起络脉空虚，不能御邪，又可引起虚阳外浮，使已虚之气血浮于上，浮于外。寒、热、虚、实，其辨证要从病因病机之复杂性上看，才能看透。

后段揭示中风病的传变过程，由病邪之轻重，病位之浅深，可分为中络、中经、中腑、中脏四个病情阶层。本条所述内容，至今仍是指导中风病辨证的重要方法。

【执医考点】

“寸口脉浮而紧，紧则为寒……邪入于脏，舌即难言，口吐涎。”

【链接】

此段主一“紧”字，言中风之偏于寒者，邪自外入，其证必以渐而深矣。谓中风而寸口脉得浮而紧，紧是寒，脉浮为虚，故不能阴阳相调而令脉外见，则虚寒相搏，邪即结滞于外之皮肤矣。然浮因血虚，络者血所养也，虚则络空失养，无力御邪，邪乃不泻，盛于皮肤，其或左或右，与邪并者气多而缓，正之无病者，反气少而急，一急一缓，正邪相引，㖞僻不能如常人之遂意矣。此尚属皮肤近络之病也。若邪在络不去，则邪方入，卫气不得运，皮肤不仁，然犹在经脉之外；若在经，则邪入营脉之中，内骨外肉皆失所养，故重着……然犹在躯壳之间，至入腑，腑邪必归于胃，胃为六腑之总司也，于是风入胃中，胃热必盛，蒸其津液，结为痰涎，气壅隧道，胃之支脉络心者，才有壅塞，即堵其神气出入之窍，故不识人。试观俗做陈搏，按住颈间两人迎脉，气即壅逆不识人。人迎者，胃脉也，则不识人之由胃气壅，不信然哉。至入脏则诸脏受邪至盛，必并入于心而乱其神明，神明无主，则舌纵难言，廉泉开而流涎沫矣。(《金匮要略论注》)

(二) 历节证治

【原文】

诸肢节疼痛，身体魁羸①，脚肿如脱②，头眩短气，温温③欲吐，桂枝芍药知母汤主之。(8)

桂枝芍药知母汤证

桂枝四两，芍药三两，甘草二两，麻黄二两，生姜五两，白术五两，知母四两，防风四两，附子二两（炮）。

上九味，以水七升，煮取二升，温服七合，日三服。

【注释】

①魁羸：形容关节肿大。

②脚肿如脱：形容两脚肿胀，且又麻木不仁，似乎和身体要脱离一样。

③温温：作“蕴蕴”解，谓心中郁热烦闷不舒。

【释文】

风寒湿邪侵入机体，痹阻阳气，邪留关节，气血流行不畅，故肢节肿大疼痛。湿阻中焦，流注于下，故两脚肿重如脱。湿邪郁于内，郁积化热，湿热上蒸而耗气伤阴，故头目眩晕，温温欲吐，短气，身体瘦弱。桂枝芍药知母汤温阳行痹，祛风除湿。

【方义】

方中桂枝散风通络；麻黄散寒透湿；白术健脾化湿；附子温阳通络，散寒化湿；防风散风；生姜、甘草健中散湿；芍药敛阴活络；知母滋阴清热降火。

【按语】

本条论述风湿历节的辨证论治。桂枝芍药知母汤用于感受风湿，化热伤阴之痹证。其症可见发热恶寒，遍身关节疼痛、肿大并伴有灼热，或全身表现虚寒而局部有热者。

若掣痛难以屈伸，得热痛减者，倍加麻黄、附子；身体关节重着肿胀，遇阴雨加剧者，倍加白术；湿已化热，关节红肿热痛者，倍加芍药、甘草、知母。目前常用本方治疗急、慢性风湿性关节炎，类风湿性关节炎以及神经痛等病症。本方治疗类风湿性关节炎发热者，加生石膏、薏苡仁；血虚肢节肥大者，加鸡血藤、鹿衔草、白芷；湿盛肢节肿大者，如萆薢、泽泻、防己；气虚加黄芪；服药后胃脘不适，可加蜂蜜同服。

【执医考点】

“诸肢节疼痛，身体魁羸……桂枝芍药知母汤主之。”

【链接】

诸肢节疼痛，即历节也；身体尪羸，脚肿如脱，形气不足而湿热下甚也；头眩短气，温温欲吐，湿热且从下而上冲矣，与脚气冲心之候颇同。桂枝、麻黄、防风散湿于表；芍药、知母、甘草除热于中；白术、附子驱湿于下；而用生姜最多，以止呕降逆，为湿热外伤肢节，而复上冲心胃之治法也。(《金匮要略心典》)

五、血痹虚劳病脉证治第六

学习目标

1. 素质目标 通过对原文的学习，增强应用中医药防病治病的信心，增强对中医药文化和中华文化的自信。

2. 知识目标 掌握血痹虚劳病的病机、临床特征和主治方药。

3. 能力目标 学会运用血痹虚劳病的病机、临床特征和主治方药指导中医临床实践。

（一）血痹证治

【原文】

血痹阴阳俱微，寸口关上微，尺中小紧，外证身体不仁[①]，如风痹状，黄芪桂枝五物汤主之。(2)

黄芪桂枝五物汤方

黄芪三两，芍药三两，桂枝三两，生姜六两，大枣十二枚。

上五味，以水六升，煮取二升，温服七合，日三服一方有人参。

【注释】

①身体不仁：局部肌肉麻木。

【释文】

阴阳俱微是营卫气血的不足；寸口关上微，尺中小紧，是阳气不足，阴血涩滞的表现。局部肌肉麻木为血痹的症状特征，与风痹的症状不同，前者以麻木为主，后者以疼痛为主。

治以黄芪桂枝五物汤温阳行痹，即《灵枢·邪气脏腑病形》所说“阴阳形气俱不足，勿取以针，而调以甘药”之意。

【方义】

方用黄芪补气，桂枝、芍药通阳除痹，生姜、大枣调和营卫，共建温阳行痹之效。

【按语】

本条论述血痹的证治。因黄芪桂枝五物汤具有振奋阳气，温通血脉，调畅营卫的作用，所以，凡证属气虚血滞，营卫不和者，皆可选用。血痹病舌质紫暗，脉沉细涩者，可加当归、川芎、红花、鸡血藤。有用本方加味治疗中风后遗症手足无力，肢体不仁者。本方治疗产后身痛疗效甚佳，根据产妇多有气血虚弱，营卫俱虚，卫阳不固，腠理空疏，易受风寒侵袭之特点，故重用黄芪、桂枝为主，下肢痛加杜仲、牛膝、木瓜；上肢痛加防风、秦艽、羌活；腰疼重加破故纸、川断、狗脊、肉桂等。此外，本方尚可治疗阴阳、营卫俱虚或兼阴寒内盛之自汗、胃脘痛、胸痹等病证。

【执医考点】

“血痹，阴阳俱微……黄芪桂枝五物汤主之。”

【链接】

阴阳俱微，该人迎、趺阳、太溪为言。寸口关上微，尺中小紧，即阳不足而阴为痹之象。不仁者，肌肤顽痹，痛痒不觉，如风痹状，而实非风也。黄芪桂枝五物，和营之滞，助卫之行，亦针引阳气之意。(《金匮要略心典》)

（二）虚劳证治

【原文】

夫失精家①，少腹弦急，阴头寒，目眩（一作目眶痛）发落，脉极虚芤迟，为清谷、亡血、失精。脉得诸芤动微紧，男子失精，女子梦交②，桂枝加龙骨牡蛎汤主之。(8)

桂枝加龙骨牡蛎汤方（《小品》云：虚弱浮热汗出者，除桂，加白薇、附子各三分，故曰二加龙骨汤。）

桂枝、芍药、生姜各三两，甘草二两，大枣十二枚，龙骨、牡蛎各三两。

上七味，以水七升，煮取三升，分温三服。

【注释】

①失精家：指经常梦遗、滑精之人。

②梦交：夜梦性交。

【释文】

遗精的患者，由于经常梦遗失精，精液损耗太甚，阴损及阳，故少腹弦急，外阴部寒冷；精血衰少，不能上荣，故目眩发落，“极虚芤迟，为清谷、亡血，失精”是插笔，指极虚芤迟的脉象，既能见于失精的患者，也可以见于亡血或下利清谷的患者。

所谓“脉得诸芤动微紧”，是说或见芤动，或见微紧，并非四脉同见。由于阴阳两虚而失调，和阴阳止遗泄，当为首务。

【方义】

桂枝汤调和阴阳，加龙骨牡蛎潜镇摄纳，如阳能固摄，阴能内守，则精不致外泄。

【按语】

本条论述遗精的证治。桂枝加龙骨牡蛎汤是温阳摄阴的有效名方。桂枝汤外证得之可调和营卫以固表，内证得之则交通阴阳而守中；加龙骨、牡蛎，则固涩潜镇之力较强。所以，临床上并不限于失精梦交之证。

【执医考点】

“夫失精家少腹弦急……桂枝龙骨牡蛎汤主之。”

【链接】

1. 阴头为宗筋之所聚，真阳日亏，故阴头寒也；目眩则血衰；发落则精竭，是以脉极虚芤迟，而虚主失精，芤主亡血，迟主下利清谷也。脉芤而厥厥动摇，转索无常，故曰芤动微紧。此皆虚脉，男子得之则失精，女子梦交，亦失精也。(《金匮要略直解》)

2. 临床应用：本方可用以治疗小儿肺炎后期之体弱患儿，肺部病灶长期不易吸收，临床表现为心阳不振，营虚卫弱，正虚邪恋，虚多实少之证者，获效良好。辨证应抓住以下特点：①年幼体弱，病程较长；②有汗而热不解，身热起伏，热势虽高，但无面赤、口渴、舌红、苔黄等化燥伤阴者；③面色苍白，舌质淡嫩，脉细无力；④全身有汗，汗性黏凉，汗后皮肤少温。

又对有梦无梦之遗精、带下、自汗、盗汗、偏汗、遗尿、乳泣等症，辨证属阴阳俱虚，不能阳固阴守所致者，皆有较好疗效。

六、肺痿肺痈咳嗽上气病脉证治第七

学习目标

1. 素质目标 通过对原文的学习，增强对中医药文化和中华文化的自信。

2. 知识目标 掌握肺痿肺痈咳嗽上气病的病机、症状、证治。

3. 能力目标 学会肺痿肺痈咳嗽上气病的证治，掌握应用麦门冬汤和小青龙加石膏汤。

（一）咳嗽上气

【原文】

大逆上气，咽喉不利①，止逆下气者，麦门冬汤主之。(10)

麦门冬汤方

麦门冬七升，半夏一升，人参、甘草各二两，粳米三合，大枣十二枚。

上六味，以水一斗二升，煮取六升，温服一升，日三夜一服。

【注释】

①不利：干燥不利，咯痰不爽。

【释文】

肺胃津液亏损，燥火内盛，虚火上炎，故咳逆上气；或津气亏少，不养于肺而成肺痿。皆治以清养肺胃之法。用麦门冬汤，养胃气，以助上焦，胃气生，津液充足，则肺有所养，虚火咳喘自平。

故此法亦治虚热肺痿。盖以津液亏少，不养肺气。麦门冬汤，培土生津法也。

【方义】

方中重用麦门冬，滋阴润肺，清降虚火，半夏下气化痰，虽性温，但用量很轻，且与大量清润药物相伍，则不嫌其燥：人参、甘草、大枣、粳米益气养胃，生津润燥。诸药相伍化源得充，津液得滋，阴以涵阳，虚火自敛，咳逆上气等症亦可随之消失。

【按语】

本条论述虚火上炎所致气逆证治。麦门冬汤证前人多谓即是肺痿之属于虚热者。《肘后方》即用本方"治肺痿咳唾涎沫不止，咽喉燥而渴"。此外，劳嗽不愈，胃虚呕吐，津枯噎嗝，大病差后咽燥虚喘等症，用之亦多有良效。

【执医考点】

"大逆上气，咽喉不利，止逆下气者，麦门冬汤主之。"

【链接】

临床应用：用麦门冬汤主治咽喉干燥和干咳。如咳而痰白胶黏，脉象不滑，夜则尿多，此肺燥肝热，为阴虚之咳，用本方轻剂多服即效；若咳嗽，吐浊唾涎沫，脉数虚者，为肺痿证，麦门冬汤允为正治之方。

此外，用麦门冬汤加减治疗胃阴虚型溃疡病亦有较好的近期疗效。其临床特点是：①胃痛暮甚，痛而喜按。②泛酸不明显。③多有口干而渴，便秘，或心烦，肛热。④舌红有裂隙，薄苔或无苔。⑤脉多弦细。常用药物：麦冬、半夏、沙参、山药、当归、白芍、炙甘草、粳米、党参、阿胶、生姜、红枣、生麦芽等。

（二）肺胀

【原文】

肺胀，咳而上气，烦躁而喘，脉浮者，心下有水①，小青龙加石膏汤主之。（14）

小青龙加石膏汤方

麻黄、芍药、桂枝、细辛、干姜、甘草各三两，五味、半夏各半升，石膏二两。

上九味，以水一斗，先煮麻黄，去上沫，内诸药，煮取三升。强人服一升，羸者减之，日三服。小儿服四合。

【注释】

①心下有水：水饮内停于心。

【释文】

心下素有水饮，复感风寒，外内合邪，致使肺气壅塞不利，而有咳喘，脉浮，饮邪生热，故烦；心下有水，谓宿疾也，必有其证可参。治以解表化饮之法，兼以清解郁热，用小青龙加石膏汤。

【方义】

方中麻、桂解表散寒，宣肺平喘，芍药与桂枝相伍，调和营卫，干姜、细辛、半夏温化水饮，散寒降逆，配以五味子之收敛，是散中有收，可防肺气耗散太过之弊。加石膏以清热除烦，与麻黄相协，且可发越水气。

【按语】

本条论述寒饮夹热之肺胀证治。肺胀咳喘之证，原因甚多，在病机表现上，也就互有差异。如本条是由内饮外寒，饮甚于热，故用小青龙汤外解表寒，内化水饮，加石膏兼清郁热。

【执医考点】

“肺胀，咳而上气，烦躁而喘，脉浮者，心下有水，小青龙加石膏汤主之。”

【链接】

堂姊丈褚樾浓，体丰气虚，素多痰饮，薄受外感，即大喘不止，医治无效，旬日喘始愈，偶与愚言及，若甚恐惧。愚曰：此甚易治，顾用药何如耳。《金匮》小青龙加石膏汤，为治外感痰喘之神方，辅以拙拟从龙汤，则其功愈显，若后再喘时，先服小青龙汤加石膏，若一剂喘定，继服从龙汤一两剂，其喘必不反复。若一剂喘未定，小青龙加石膏汤可服至两三剂，若犹未痊愈，继服从龙汤一两剂必能痊愈。若服小青龙加石膏汤，喘止旋又反复，再服不效者，继服从龙汤一两剂必效。遂录两方赠之，褚樾浓甚欣喜如获异珍。后用小青龙汤时，畏石膏不敢多加，虽效实无捷效，偶因外感较重喘剧，连服小青龙两剂，每剂加生石膏三钱，喘不止而转增烦躁。急迎为诊视，其脉浮沉皆有力，遂即原方加生石膏一两，煎汤服后其喘立止，烦躁亦愈，继又服从龙汤两剂以善其后。(《医学衷中参西录》)

七、胸痹心痛短气病脉证治第九

学习目标

1. 素质目标 通过对原文的学习，增强对中医药文化和中华文化的自信，学习张仲景的医德医风。

2. 知识目标 掌握胸痹心痛的病机、症状及主治方药。

3. 能力目标 学会应用胸痹心痛的病机和瓜蒌薤白白酒汤方指导临床治疗。

（一）胸痹心痛病机

【原文】

师曰：夫脉当取太过不及①，阳微阴弦②，即胸痹而痛，所以然者，责其极虚也。今阳虚知在上焦，所以胸痹、心痛者，以其阴弦故也。（1）

【注释】

①太过不及：指脉象改变，盛过于正常的为太过，不足于正常的为不及。太过主邪盛，不及主正虚。

②阳微阴弦：关前为阳，关后为阴。阳微，指寸脉微；阴弦，指尺脉弦。

【释文】

本条以脉论胸痹心痛之机。太过、不及为脉之阴阳大概，能反映疾病邪盛与正虚两种基本性质。阳微阴弦，即是正气不足，而邪气盛实的典型脉象。反映了胸痹心痛的病机：上焦阳气不足，下部阴寒内盛，阴乘阳位，痹阻胸阳。心痛者，以其病位近于胸，界于中上二焦，其病机亦然。此本虚标病也。

【按语】

本条论述胸痹、心痛的病因病机。

【执医考点】

“师曰：夫脉当取太过不及……以其阴弦故也。”

【链接】

夫上焦为阳之位，而微脉为虚之甚，故曰责其极虚。(《金匮要略心典》)

（二）主证主方

【原文】

胸痹之病，喘息咳唾，胸背痛，短气，寸口脉沉而迟，关上①小紧数，瓜蒌薤白白酒汤主之。（3）

瓜蒌薤白白酒汤方

瓜蒌实一枚（捣），薤白半斤，白酒七升。

上三味，同煮，取二升，分温再服。

【注释】

①关上：寸关尺三部中的关部。

【释文】

“喘息咳唾，胸背痛，短气”是胸痹的症状特点。由于胸阳不振，饮邪上乘，闭阻胸中气机，故有胸背疼痛、短气，是胸痹之辨证要点；气闭于胸中，肺失宣降，则喘息、咳唾，又是胸痹病中所常有也。

寸口脉沉而迟，为上焦阳虚，胸阳不振之象；关上小紧数，主中焦停饮，阴寒内盛。正是“阳微阴弦”之谓。治用通阳散结，豁痰下气之法，用瓜蒌薤白白酒汤。

【方义】

方中薤白、白酒温行阳气，瓜蒌实下痰宽胸。

【按语】

本条论述了瓜蒌薤白白酒汤主治之胸痹。瓜蒌薤白白酒汤为胸痹的基础方，临床上可根据病情随证加减应用。若胃气胀满嗳气或呕者，合橘枳姜汤；动则气短、心悸、胸闷气塞者，合茯苓杏仁甘草汤；心悸脉数者，合生脉散，加炒枣仁、龙骨、牡蛎、当归等；胸胀胁下逆满，肢凉者，合枳实薤白桂枝汤；体弱便溏，心下痞满者，合人参汤；阳虚痛甚者，合乌头赤石脂丸；脉结代，心动悸者，合炙甘草汤；肋间神经痛、心绞痛，酌加当归、赤芍、川芎、桃仁、蒲黄、五灵脂、延胡索、红花、丹参。有用本方加柴胡、桃仁、红花、香附、郁金、枳壳、桂枝等药治疗胸部损伤后，症见胸前痞闷、疼痛、痛连肩背，甚则咳喘气急而获效者。此外，本方尚可用于渗出性胸膜炎，见本方证者。

关于方中的白酒，《语译》说：“米酒初熟的，称为白酒”。但临证可不必拘于米酒，高粱酒、绍兴酒、米醋，皆有温通上焦阳气的作用，可因人、因证酌情用之。如能饮酒者，用白酒兑药服或同煎，不饮酒者，用浓度低之白酒或米醋与水各半同煎，煎后酒性挥发，取其药力以调气通脉。

【执医考点】

“胸痹之病，喘息咳唾……瓜蒌薤白白酒汤主之。”

【链接】

薤白滑利通阳，瓜蒌润下通阴，佐以白酒熟谷之气，上行药性，助其通经活络，而痹自开。胸中阳也，而反痹，则阳不用矣。阳不用则气上下不相顺接，其津液必凝滞而为痰，故喘息咳唾、胸背痛、短气等症见矣，脉紧沉迟为阳虚之验，故主以通阳。（《王旭高医书六种·退思集类方歌注》）

八、腹满寒疝宿食病脉证治第十

学习目标

1. **素质目标**　通过对原文的学习，增强对中医药文化和中华文化的认同和自信。
2. **知识目标**　掌握腹满的症状、证治，掌握应用厚朴七物汤的组成。
3. **能力目标**　会背诵“病腹满，发热十日……厚朴七物汤主之”，并用于指导临床诊疗。

【原文】

病腹满，发热十日，脉浮而数，饮食如故①，厚朴七物汤主之。（9）

厚朴七物汤方

厚朴半斤，甘草三两，大黄三两，大枣十枚，枳实五枚，桂枝二两，生姜五两。

上七味，以水一斗，煮取四升，温服八合，日三服。呕者加半夏五合，下利去大黄，寒多者加生姜至半斤。

【注释】

①饮食如故：饮食正常。

【释文】

病发热、脉浮为风寒在表，十日不解，邪入阳明，故脉不浮紧而浮数，腹部又见胀满，可知病情不全在表，已趋于里，且里证重于表证。饮食如故，表明病变重点在肠，与胃无碍，故饮食如故。证系太阳表邪未解兼见阳明腑实，所以用表里两解的厚朴七物汤治疗。

【方义】

厚朴七物汤即桂枝汤去芍药合厚朴三物汤而成。方中用桂枝汤解表而和营卫，因其腹但满而不痛，故去芍药而加厚朴三物汤行气除满以治里实。

【按语】

本条论述腹满兼表证的证治。在一般情况下，表里同病的，实证应先解表、后攻里；虚证应先温里、后解表。今发热十日，脉不浮紧而浮数，腹部又见胀满，可知病的重心在里，所以采取表里两解法治疗。不然，仍当按照先表后里的原则，这是临证时应当注意的。

【执医考点】

“病腹满，发热十日，脉浮而数，饮食如故，厚朴七物汤主之。”

【链接】

1. 此有表证腹满也。发热十日之久，脉尚浮数，当责风邪在表。然风气内通于肝，肝盛乘胃，故表见发热，而内作腹满；风能消谷，即能食而为中风，所以饮食如故。用小承气荡涤肠胃之热，桂、甘、姜、枣调和营卫，而解在表之风耳。(《沈注金匮要略》)

2. 此本小承气合桂枝汤，中间裁去白芍之酸收，不致引邪入犯营血。虽同用桂枝、甘草，与桂枝汤泾渭攸分。其厚朴独倍他药，正以泄气之浊逆耳。(《张氏医通》)

九、五脏风寒积聚病脉证并治第十一

学习目标

1. 素质目标 通过对原文的学习，增强对中医药文化和中华文化的认同与自信。

2. 知识目标 掌握肾著临床特征与主治方药。

3. 能力目标 学会应用肾著的临床特征和主治方药指导临床诊疗。

【原文】

肾著[①]之病，其人身体重，腰中冷，如坐水中，形如水状，反不渴，小便自利，饮食如故，病属下焦，身劳汗出，衣（一作表）里冷湿，久久得之，腰以下冷痛，腹重如带五千钱，甘姜苓术汤主之。（16）

甘草干姜茯苓白术汤方

甘草、白术各二两，干姜、茯苓各四两。

上四味，以水五升，煮取三升，分温三服，腰中即温。

【注释】

①著：此处音义同“着（zhuó）”，留滞附着之意。

【释文】

肾着，即寒湿痹着于腰部所致，因腰为肾之外府，故名肾着。其形成的原因是“身劳汗出，衣里冷湿，久久得之”。身劳汗出，阳气易虚，衣里冷湿，则寒湿之邪易留着于腰部，久久得之，说明病程较长。寒主收引凝滞，湿性重浊而黏滞，寒湿所伤，阳气被郁，故腰以下冷痛，如坐水中，形如水状，腰部沉重如带五千钱重物，转动不灵，四肢困重。寒湿伤于肾之外府，未及肾之本脏，故气化如常，津液自布，所以口不渴，小便自利，饮食亦未受影响；因湿伤于下，病在下焦。论其治，不需温肾之本脏，而以祛除腰部经络寒湿为主。以肾着汤温行阳气，散寒除湿，即所谓燠土利水。

【方义】

方中干姜辛温散寒而振奋阳气；茯苓、白术健脾祛湿；甘草健中益气以祛湿邪。四味相伍，温脾肾之阳，散阴寒湿邪，正气旺而寒湿去，则肾着可愈。

【按语】

本条论述肾着病的成因和证治。历代医家对肾着病机有不同看法：尤怡等认为病在肾之外府，不在肾之中脏，故用燠土胜水法。而周扬俊则认为肾气本衰，而后湿气得以著之，病在下焦而用中焦药者，认为人之阳气，原于下而盛于中。近代也有认为肾阳不振，水湿泛溢为病，以及脾阳不运，寒湿停留为病者。然而从整体观来看，脏腑之间均有着不同的联系，各种药物又并非只归于一经，故肾着虽以肾之外府为主，亦不能割舍其脏腑，综合诸说，贯通一线，就能全面理解了。

本方又名肾着汤，后世医家有用此方治疗呕吐腹泻，妊娠下肢浮肿，或老年人小便失禁，男女遗尿，妇女年久腰冷带下，以及老人顽固性坐骨神经痛等，体现了中医异病同治的辨证论治特点。

【执医考点】

“肾著之病，其人身体重……甘姜苓术汤主之。”

【链接】

男，30岁，1994年11月6日初诊，患者述腰臀部冷痛，自裤带以下、裤裆之上时感无物覆盖，如厕每需双手按腰臀部，腰部重着。夜寐卧床，腰臀部冷甚、势如冰块置于其下，以热水袋、电热毯烘烤才卧。西医诊断臀上皮神经炎，自是以封闭治疗，时休时作，并建议行臀上皮神经切断术，因惧怕手术而来诊．舌淡、苔薄白，脉沉细。证属中阳不足，寒湿内郁，治拟温祛寒温。甘姜苓术汤加味：炙甘草 15g，炮姜 20g，茯苓 20g，白术 20g，熟附片 15g，川断 15g，7 剂。11 月 13 日二诊：述腰部冷痛大有减轻，上方加桂枝 10g，当归 15g，又服三十余剂。随前至今未复发。[徐永红．甘姜苓术汤的运用心得．江西中医药，2001，32（6）：30.]

十、痰饮咳嗽病脉证并治第十二

学习目标

1. **素质目标** 通过对原文的学习，增强对中医药文化和中华文化的认同和自信。
2. **知识目标** 掌握痰饮的分类与四饮的临床特征。
3. **能力目标** 学会应用四饮的临床特征指导临床诊疗。

（一）四饮与主症

【原文】

问曰：夫饮有四，何谓也？师曰：有痰饮，有悬饮，有溢饮，有支饮。（1）

问曰：四饮何以为异？师曰：其人素盛今瘦①，水走肠间，沥沥有声②，谓之痰饮；饮后水流在胁下，咳唾引痛，谓之悬饮；饮水流行，归于四肢，当汗出而不汗出，身体疼重，谓之溢饮；咳逆倚息③，短气不得卧，其形如肿，谓之支饮。（2）

【注释】

①素盛今瘦：患者在未病之前，身体强壮；既病之后，身体消瘦。

②沥沥有声：水饮在肠间流动时所发出的声音。

③咳逆倚息：咳嗽气逆，不能平卧，须倚床呼吸。

【释文】

有人问：饮分为哪四种呢？老师回答：有痰饮，有悬饮，有溢饮，有支饮。

有人问：四饮之间有什么区别呢？老师回答：痰饮是患者在未病之前，身体很丰满，既病之后，身体消瘦，水饮在肠间流动时辘辘有声；悬饮是由于水饮停聚在胁下，气机升降不利，所以咳唾时牵引肋胁疼痛；溢饮是由于水饮形成之后，停聚于内，泛溢于四肢体表，所以身体疼痛而且沉重，水邪郁滞，表闭不开，所以不出汗；支饮是水饮停留在胸膈，水气凌肺，气失宣降，咳嗽气逆，不能平卧，须倚床呼吸，形如水肿。

【按语】

以上两条总论痰饮的分类和四饮的主症，为全篇之提纲。广义为“饮”，狭义的饮指“痰饮”，饮分四类，为痰饮、悬饮、溢饮和支饮。痰饮是水饮聚于胃肠，影响胃肠运化吸收营养物质。悬饮是水饮流注于胁下，累及肝肺，导致胸胁胀满疼痛。溢饮是水饮阻于四肢肌表，导致四肢沉重疼痛。支饮是水饮停留于胸膈，影响心肺，凌心射肺，肺失宣降，心阳被遏，肺合皮毛，水随气逆，则见咳嗽气逆，短气不能平卧，倚床呼吸，外形如肿。

【执医考点】

1. “问曰：夫饮有四，何谓也……有溢饮，有支饮。”

2. “问曰：四饮何以为异……短气不得卧，其形如肿，谓之支饮。”

【链接】

张某，男，32岁，胸懑、呼吸困难，并逐渐加重，左胸胁痛，不能转侧及左侧卧位，稍有活动则胸懑、呼吸困难加重。舌左边尖红，苔白厚，脉弦缓。证属支饮，方用葶苈大枣泻肺汤加味：葶苈子20g，郁金12g，桔梗12g，杏仁6g，紫菀10g，瓜蒌15g，大枣10枚，炙甘草5g。水煎服，每天1剂。服药2剂，胸懑、胸疼减轻，又觉口苦，查舌苔转薄。上方加柴胡10g，佛手15g，连服6剂，胸懑疼减，并可左侧卧位。效不更方，上方又服5剂诸症痊愈。[李秀琴，刘永宏.支饮治验2则.内蒙古中医药，1998（2）：21-22.]

（二）饮停心下

【原文】

心下有痰饮，胸胁支满①，目眩，苓桂术甘汤主之。（16）

茯苓桂枝白术甘草汤方

茯苓四两，桂枝、白术各三两，甘草二两。

上四味，以水六升，煮取三升，分温三服，小便则利。

【注释】

①胸胁支满：胸胁有支撑胀满感。

【释文】

胃脘部位有痰饮，气机不利则胃脘痞闷，胸胁胀满，饮阻清阳则头晕目眩，用苓桂术甘汤治疗。

【方义】

方中茯苓淡渗利水，化饮降浊，为治饮病之要药，桂枝辛温通阳，振奋阳气以消饮邪，两药合用，可温阳化饮；白术健脾燥湿，甘草和中益气，两药相伍，补土制水。

【按语】

本条论述痰饮停留心下胃脘的证治，此处仍属狭义痰饮证。饮停中阻，阻滞气机，浊气上逆于胸部导致胸胁支撑胀满；清阳不升，浊气上蒙清窍则头昏目眩。病机属脾胃阳虚，痰饮中阻。治用苓桂术甘汤温阳化饮，健脾利水。本方是温阳化饮的主要方剂，也是“温药和之”的具体运用。

【执医考点】

“心下有痰饮，胸胁支满，目眩，苓桂术甘汤主之。”

【链接】

患者，男，26岁，2015年8月25日初诊。上腹部疼痛、腹泻6个月余。上腹部隐痛，疼痛时发时止，形体消瘦，面色萎黄，伴头晕目眩，时觉心悸，触其胃部振水声明显，舌色淡白，舌形胖大、边有齿痕，苔薄白、稍腻，脉弦滑。诊断：胃痛，辨证为脾虚湿停、气机阻滞证。治宜健脾化饮，理气止痛。方用苓桂术甘汤加味，处方：茯苓10g，白术10g，桂枝10g，延胡索30g，生姜3片，炙甘草10g。3剂。每日1剂，水煎，分2次口服。2015年8月29日二诊：腹泻明显减轻，疼痛缓解，发作有时，舌色淡白，舌形胖、边有齿痕，苔薄白，已不腻，脉仍弦滑。上方连服1个月，未再复发。[房延兵，谢青，刘震东，等.李成纲教授临床运用苓桂术甘汤验3则.中医研究，2021，34（1）：60-62.]

十一、消渴小便不利淋病脉证并治第十三

学习目标

1. **素质目标**　通过对原文的学习，增强对中医文化和中华文化的热爱与自信。
2. **知识目标**　掌握肾阳虚消渴的临床特征与主治方药。
3. **能力目标**　学会应用肾阳虚消渴的临床特征和肾气丸指导临床诊疗。

【原文】

男子消渴，小便反多，以饮一斗，小便一斗①，肾气丸主之。（3）

肾气丸方

干地黄八两，薯蓣、山茱萸各四两，泽泻、牡丹皮、茯苓各三两，桂枝、附子（炮）各一两。

上八味末之，炼蜜和丸梧子大，酒下十五丸，加至二十五丸，日再服。

【注释】

①饮一斗，小便一斗：形容饮水多，小便也多。

【方义】

方中附子、桂枝为君药温肾助阳；干地黄、山茱萸、薯蓣为臣药滋补肾阴，兼有助肾阳之功；茯苓、泽泻、牡丹皮为佐使，利水饮、通阳气、活血脉。全方共奏补肾助阳，恢复肾脏蒸津化气之功。

【释文】

男子消渴，小便反而多，喝一斗，小便也一斗，肾气丸可治之。

【按语】

本条提出男子消渴，强调下消多见于男子。以方测证，肾气丸治疗肾阳虚之证，肾为水火之宅，主水液，肾阳不足，不能蒸津上承，则见口渴多饮；不能化气摄水，水趋直下，故小便多。用肾气丸补肾助阳，恢复肾脏蒸津化气之功，则消渴治愈。

【执医考点】

“男子消渴，小便反多，以饮一斗，小便一斗，肾气丸主之，方见脚气中。”

【链接】

焦永伟，河南省夏邑县人民医院，2008年1月至2011年1月收治并已确诊为2型糖尿病的消渴患者53例，临床表现为畏寒肢冷、头晕耳鸣、神疲乏力、肢体麻木、腰脊酸软、夜尿频多、男子阳痿等生殖系统障碍，舌胖大，脉沉细无力。给予金匮肾气丸改汤加减治疗，方药组成：熟地黄30g，山茱萸15g，山药15g，牡丹皮12g，泽泻12g，云茯苓12g，附子6g，肉桂6g。根据患者阴虚、气虚及其他兼证加减，水煎服，每天1剂。14天为1个疗程，6个疗程后，餐前血糖、餐后2小时血糖均降低，临床症状缓解。[焦永伟.金匮肾气丸治疗消渴53例疗效观察.医学理论与实践，2012，25（1）：47-48.]

十二、水气病脉证并治第十四

学习目标

1. 素质目标　通过对原文的学习，增强对中医药文化和中华文明的自信。
2. 知识目标　掌握水气病的分类、临床特征及风水的主治方药。
3. 能力目标　学会应用水气病的临床特征指导临床诊疗。

（一）四水与黄汗

【原文】

师曰：病有风水、有皮水、有正水、有石水、有黄汗。风水，其脉自浮，外证骨节疼痛，恶风；皮水，其脉亦浮，外证胕肿①，按之没指，不恶风，其腹如鼓，不渴，当发其汗。正水，其脉沉迟，外证自喘；石水，其脉自沉，外证腹满不喘。黄汗，其脉沉迟，身发热，胸满，四肢头面肿，久不愈，必致痈脓。（1）

【注释】

①胕（fū）肿：胕，通“肤”。胕肿，指肌肤浮肿。《素问·水热穴论》：“上下溢于皮肤，故曰胕肿。胕肿者，聚水而生病也。”

【释文】

老师说：水气病有风水、皮水、正水、石水、黄汗。风水病脉是浮的，外表症状可见骨节疼痛、恶风；皮水病脉也是浮的，外表症状见肌肤浮肿，手按压皮肤凹陷不起，不怕风，腹胀如鼓，不口渴，应当用发汗的治疗方法。正水病脉象为沉迟，外表症状为气喘；石水病脉象为沉，外表症状腹胀满但是不喘。黄汗病脉象为沉迟，身体发热，胸满闷，四肢头面肿胀，经久不愈则易出现痈疮溃脓。

【按语】

本条论述四水：风水、皮水、正水、石水与黄汗的主症及有关病证的治法和预后。风水为表邪犯肺，肺气失宣，通调水道失司，导致水气泛溢肌肤而水肿，表邪见浮脉、恶风、骨节疼痛等。皮水为风水基础上加重，出现肺脾两脏受水湿侵犯，肺失通调，脾失健运，而脾主四肢，因此皮水见四肢水肿加重，按之没指，但不恶风，应与风水相鉴别。腹胀满但是不喘，表明病情较轻，可用发汗之法治疗，汗出则水解。正水脉沉迟，表明肾阳亏虚，阳虚水泛，上射于肺出现气喘。石水脉沉为水湿内浸，阳气受损，阳虚水停，里寒导致水湿凝结于下，出现腹满而喘。黄汗为水湿泛溢肌肤，出现脉沉迟、发热、胸满闷、四肢头面肿，日久化热，经久不愈，可进一步发生痈脓。

【执医考点】

“师曰：病有风水、有皮水……久不愈，必至痈脓。”

【链接】

薛某，女，5岁，感冒后面目、全身高度浮肿，皮色光亮，按之没指，肚腹膨胀，恶寒无汗，食少神疲，大便溏薄，小便不利。舌质淡，体胖，苔白，脉沉弱。辨证为脾肾阳虚、水气不化，复感风寒，表气闭塞，发为风水重症。治以温经助阳、发汗解表。方用麻黄附子汤：麻黄15g，熟附子12g，炙甘草10g，洗热水浴助汗；二诊汗已出，水肿渐消，小便渐畅，不恶寒，改用麻桂五皮饮加白术，通阳宣肺、健脾利水，5剂后咳喘平；三诊肚腹膨胀已除，面、足轻度浮肿，再予以五皮饮加味5剂；四诊面、身、肚腹肿胀俱退，食欲增多，精神转佳，大便成形，小便清长，改用肾气丸，重用白术30g，治疗月余而愈。[柴瑞霭，柴瑞霁．柴浩然运用经方治风水验案3则．山西中医，1993（3）：2–3.]

（二）治法

【原文】

师曰：诸有水者，腰以下肿，当利小便；腰以上肿，当发汗乃愈。（18）

【释文】

老师说：所有水气病患者，腰以下肿的，应当利小便；腰以上肿的，应当发汗则能痊愈。

【按语】

本条对水气病病位不同治法有异进行论述。水气病患者，腰以下肿，下为阴，属里，水湿之邪在里在下，因势利导，运用利小便法则愈。腰以上肿，上为阳，属表，水湿之邪在表在上，发汗得解，为《内经》“开鬼门，洁净府”治法的体现。

【执医考点】

“师曰：诸有水者，腰以下肿，当利小便，腰以上肿，当发汗乃愈。”

【链接】

患者，男，71岁。双下肢水肿，胸闷，气促，动则加重，咳嗽咳痰，上腹部饱胀感，肋下隐痛，纳眠差，小便不利，大便尚调，舌淡红，苔白稍腻，脉滑数。予以五苓散加减健脾助运，以通利膀胱，利水渗湿，猪苓15g，茯苓20g，泽泻10g，白术20g，葶苈子15g，大枣5g，蜜麻黄10g，黄芪20g等3剂，每日1剂，水煎200mL，早晚温服。后多次复诊，辨证加减，20余天治愈。[赵向丽.经方辨证论治水肿医案2则.中国民间疗法，2020，28（8）：89–91.]

（三）风水夹热

【原文】

风水恶风，一身悉肿，脉浮不渴，续自汗出，无大热，越婢汤主之。(23)

越婢汤方

麻黄六两，石膏半斤，生姜三两，大枣十五枚，甘草二两。

上五味，以水六升，先煮麻黄，去上沫，内诸药，煮取三升，分温三服。恶风者，加附子一枚炮，风水加术四两（《古今录验》）。

【释文】

风水怕风，一身都肿，脉浮不口渴，连续不断的自汗，没有大热，越婢汤治疗。

【方义】

方中重用麻黄，配生姜以宣散发越，石膏辛凉清泄里热，甘草、大枣和中以助药力。恶风者加附子，此恶风由于汗多伤阳所致，故用附子温经回阳；风水加重，入里化湿，四肢肿甚，身体重滞，可加白术健脾除湿，麻黄、白术并行表里之湿，可增强利水退肿之效。

【按语】

本条提出风水夹热的证治。风水之病，风邪在表，表邪初起，水气未入里，泛溢肌肤，出现身肿，故见脉浮、恶风等表证。口渴为表邪入里化热。风热之邪性偏开泄，故见汗出，汗出热泄，因此外无大热。外无大热、里热郁滞，治疗用越婢汤散邪清热，发越水气。

【执医考点】

“风水恶风，一身悉肿，脉浮不渴，续自汗出，无大热，越婢汤主之。”

【链接】

患者，男，17岁，2014年4月3日就诊，患者两周前因运动后受风出现鼻塞、咽痛，3天后咳嗽并发烧，一周以来汗出、恶风但低热不退，咳嗽，口干渴，全身沉重乏力，食欲不振，同时出现排尿少，眼睑肿，西医诊断为急性肾小球肾炎。舌质红，苔白，脉浮稍数。查体：体温 37.4℃，血压 16/10kPa，咽红，眼睑水肿。尿常规示：蛋白(+)，红细胞(++)，颗粒管型可见，肾功能正常。诊断为风水，证型为风水夹热（风水泛滥），拟用越婢汤合麻黄连翘赤小豆汤加味，以发汗行水，兼清郁热。处方：麻黄 7g，生石膏 30g，生姜 5 片，甘草 5g，大枣 5 枚，附子 7g，连翘 30g，赤小豆 15g，杏仁 10g，射干 10g。7 剂，水煎服。后辨证加减再服 7 剂，共 14 剂病愈。[赵蓬，张柏林．张柏林治疗水肿验案．山东中医杂志，2016，35（7）：649-650.]

十三、黄疸病脉证并治第十五

学习目标

1. **素质目标** 通过对原文的学习，增强对中医药文化和中华文化的自信。
2. **知识目标** 掌握黄疸病的发病机制。
3. **能力目标** 学会应用黄疸病的发病机制指导临床辨证治疗。

【原文】

寸口脉浮而缓，浮则为风，缓则为痹，痹非中风，四肢苦烦①，脾色必黄，瘀热以行。（1）

【注释】

①苦烦：重滞不舒之意。

【释文】

寸口脉浮而缓，浮则为风邪，缓则为痹证，痹证不是中风，四肢重滞不舒，湿邪蕴于脾胃，邪热瘀滞于血分，因此湿热蕴结、血分瘀滞导致发黄。

【按语】

本条论述湿热黄疸的发病机制。脉浮而缓，在伤寒是太阳表虚的脉象，在杂病浮则为风，“风”可作“热”理解，而缓为湿之征。“痹”有闭之意，指脾家蕴有湿热，并非风寒湿杂至之痹证。仲景恐人误认脉浮为外感，故插入“痹非中风”一句以示区别。脾主四肢、肌肉，脾有湿热，四肢必感重滞不舒；如脾脏所蕴积的湿热溢入血分，行于体表，必然发生黄疸，故云“脾色必黄，瘀热以行”。

【执医考点】

“寸口脉浮而缓……脾色必黄，瘀热以行。”

【链接】

周某，男，71 岁，胃脘部痞满胀气，纳呆，反酸，大便不调，消瘦，夜寐差。既往有血吸虫肝病史，30 年前发现十二指肠球部溃疡。患者苔黄、色偏暗，脉细。治以化湿清热、祛瘀退黄为法，方拟茵陈术苓散方，药用：茵陈、茯苓、泽泻、猪苓、熟大黄、焦山楂、丹参各 15g，厚朴、川楝子各 12g，法半夏、枳实、连翘、炒鸡内金、佛手各10g，桂枝、陈皮各6g，服用6剂。后复诊3次，在上方基础上随证加减，共服29剂治愈。[王佩，荣辉.荣辉治疗黄疸验案2则.山西中医，2020，36（12）：37-38.]

十四、呕吐哕下利病脉证并治第十七

学习目标

1. 素质目标 通过对原文的学习，树立中医治病的信心，在临床诊疗实践国弘扬、传承中医文化。

2. 知识目标 背诵条文“呕而肠鸣，心下痞者，半夏泻心汤主之”。

3. 能力目标 学会应用半夏泻心汤指导临床诊疗实践，养成中医辨证思维。

【原文】

呕而肠鸣①，心下痞者②，半夏泻心汤主之。（10）

半夏泻心汤方

半夏半升（洗），黄芩、干姜、人参各三两，黄连一两，大枣十二枚，甘草三两（炙）。

上七味，以水一斗，煮取六升，去滓，再煮取三升，温服一升，日三服。

【注释】

①呕而肠鸣：中焦虚寒，邪热干犯，中焦失于斡旋之机，胃气逆升于上，则发呕吐。寒湿冲激于下，则发肠鸣。

②心下痞者：中焦升降功能失常，邪热乘虚而客于心下，使其痞塞不通，而发心下痞。

【释文】

呕而兼有肠中雷鸣，心胸间气痞塞不通的，可用半夏泻心汤主治。

【方义】

方用半夏、干姜之辛以散寒降逆止呕；黄芩、黄连之苦以清热；人参、大枣、甘草以补益中气，复胃阳。诸药合用，中州枢机通利，升降有权，上下交通，则诸症自愈。

【按语】

本条论述寒热错杂呕吐的证治。症见上有呕吐，下有肠鸣，中有痞阻，乃因寒热互结于中焦，升降失调所致。寒指中焦虚寒，热指胃肠湿热。寒热互结中焦，脾胃升降失司，中焦气结则心下痞，胃气上逆则呕，脾失健运则肠鸣、泄泻。虽然上有呕吐，中有心下痞，下有肠鸣，但因其病变在中焦，故心下痞为主症。方用半夏泻心汤散结除痞，和胃降逆。

寒热互结于中焦，以心下痞为辨证关键。以药测证，本证病机尚包含中气不足的一面，临床可见舌质淡胖，苔中心薄黄而润，或薄白而润，脉缓无力或缓滑。本方在临床运用范围较广，凡呕而肠鸣，或呕而下利，伴有心下痞闷者，用之多效。

本条也见于《伤寒论·辨太阳病脉证并治下》第149条："伤寒五六日，呕而发热者，柴胡汤证具，而以他药下之……但满而不痛者，此为痞，柴胡不中与之，宜半下泻心汤。"宜参看，此不重复。

【执医考点】

"呕而肠鸣，心下痞者，半夏泻心汤主之。"

【链接】

孙某，男，60岁，退休职工。1984年6月6日初诊：素啖膏粱厚味，助湿蕴热。近旬来自觉中脘痞满，小溲微黄，脉缓，苔略黄腻，此属酒家湿热中阻，治宜寒热并用，苦辛通降，用半夏泻心汤加味。方用：制半夏9g，黄芩6g，干姜3g，黄连2.4g，党参9g，炙甘草3g，大枣5枚，炒枳实6g，炮鸡内金6g，焦六曲12g，茯苓12g，车前子12g，5剂。并嘱尽量少吃酒类、荤腻之品。复诊：6月23日。前方共进10剂，中脘痞满见瘥，小溲转清。诊其脉实有力，右关尤甚，苔略黄腻。仍拟前法，去补虚之品，加消导之属。前方去党参、炙甘草、大枣之补中，车前子之清利；加焦山楂12g，炒谷麦芽各12g，黑山栀9g，淡豆豉9g，以消导积滞，清热和胃。再服7剂而愈。

按语：患者性嗜膏粱，湿热内生，以致脘痞溲黄，故用半夏泻心汤清热燥湿，苦辛通降，兼顾中气之虚。并加枳实消结，神曲、鸡内金消酒肉之积，茯苓、车前子通利小便。复诊时脉实有力，右关尤甚，故去参、甘、大枣；小便清利，故去车前子。因患者伤于肉食，积热未清，苔略黄腻，则又加入山楂、谷麦芽消导积滞，山栀、豆豉清热和胃。山栀、豆豉合枳实，为《伤寒论》枳实栀子豉汤，可用治食积轻证。(《金匮方百家医案评议》)

十五、妇人妊娠病脉证并治第二十

学习目标

1. **素质目标** 通过对条文的学习，增强对中医药文化的了解，树立中医治病的信心。
2. **知识目标** 掌握癥病与妊娠的鉴别，癥病漏下及肝脾不和妊娠腹痛的治疗。
3. **能力目标** 学会鉴别癥病与妊娠，会应用桂枝茯苓丸、当归芍药汤指导临床实践。

（一）癥病与妊娠的鉴别及癥病漏下的治疗

【原文】

妇人宿有癥病[①]，经断未及三月，而得漏下[②]不止，胎动在脐上者，为癥痼害。妊娠六月动者，前三月经水利时，胎也。下血者，后断三月衃[③]也。所以血不止者，其癥不去故也，当下其癥，桂枝茯苓丸主之。(2)

桂枝茯苓丸方

桂枝、茯苓、牡丹（去心）、桃仁（去皮尖，熬）、芍药各等分。

上五味，末之，炼蜜和丸，如兔屎大，每日食前服一丸。不知，加至三丸。

【注释】

①癥病：病名。指腹内有瘀阻积块的疾病。

②漏下：指月经停后，又续见下血，淋漓不断。

③衃（pēi，音胚）：指色紫而暗的瘀血。为癥痼之互词。衃，《说文》曰："凝血也。从血，不声。"

【释文】

妇人平素有积块的癥病，月经停止不到三个月，而有漏下不止的病，如果像胎动而在脐上者，这是癥痼害。如果妊娠到六个月才胎动，同时受孕前三个月月经正常，这是胎的现象。若经水断后三个月，而下血的，这是衃血所致。所以下血不止者，是癥不去的缘故，应该下其癥，用桂枝茯苓丸主治。

【方义】

方中桂枝温通血脉和卫，芍药和营止痛，牡丹皮、桃仁活血化瘀消癥，茯苓化痰利水和中。

【按语】

本条论述癥病与妊娠的鉴别及癥病漏下的治疗。"妇人宿有癥病……为癥痼害。"妇女素有癥病史，若停经不到3个月，又出现阴道出血，淋沥不止，并觉脐上跳动似妊娠之胎动感，其实这不是真正的胎动，而是癥积作祟，故曰"为癥痼害"。这时虽有闭经，脐上跳动，但均非属妊娠。因停经未满3个月，胎儿未成形，即或有胎也不会动，假若是胎动，其动的部位应在脐下，不会在脐上，而且胎动的时间，一般在妊娠5个月左右。所以癥病一般是不动的，这里癥病又为什么会动呢？是因为衃血下，血动而气亦动，类似胎动。此主要论述瘀血内结，癥病漏下，是癥而不是胎。

"妊娠六月动者，前三月经水利时，胎也。"孕妇怀孕6个月时，若停经前3个月经水正常，6个月时有胎动，触之腹皮柔软，胎动在脐下或平脐，此为妊娠。而且在未怀孕时，即停经之前3个月经水顺畅，按时来潮，证明经血调和，经期正常，有受胎可能，所以说"胎也"。此主要论述妊娠胎动，是胎而不是癥，并且补充说明了妊娠与癥病的区别。从原文可以推知妊娠临证诊断的依据：首先是经水正常与否；其次是胎动的时间符合与否；第三是胎动的部位对否。癥病下血的辨证要点有三：一是素有癥病史；二是经行异常；三是伴下血色黯有块及舌质紫暗等瘀血症状。瘀积日久，易阻遏气机，妨碍津液代谢，常可继发水湿停聚。

"下血者后断三月……桂枝茯苓丸主之。"若停经前3个月经水不正常，3个月后见下血，所下之血为紫色晦暗的瘀血，其子宫的胀大，不是按月增长，小腹按之较坚，触之有块或压痛者，为瘀血内结，有癥病之故。宿有癥积，血瘀气滞，所以经水异常，渐至经停。瘀血内阻，血不归经，则漏下不止。因癥积不去，漏下难止，故治疗用桂枝茯苓丸消瘀化癥，使瘀去而血止。此主要论述癥病漏下的治法，应当去癥止血。

临床针对癥病的治疗，不仅要活血化瘀，还应兼以渗利水湿，需体现治血兼治水湿的特点。原方炼蜜为丸，以丸缓图，用量小而轻，意在缓消癥积，又可使邪去而正不伤。

【执医考点】

“妇人宿有癥病……桂枝茯苓丸主之。”

【链接】

张某，女，42岁，病历号：5527579。初诊：2005年4月27日。患者发现子宫内膜异位症病史2年，妇科检查示：子宫内膜内异症。B超检查示宫颈纳氏囊肿多发性，双侧卵巢内膜囊肿，子宫肌腺症。月经初潮16岁，周期28日，经期5日，末次月经4月8日。平素经行腹痛，肛门坠胀，大便干闭，脉弦细，苔薄边尖红。证属瘀血阻络，结而成块。治拟化瘀散结，清热通络。方以桂枝茯苓丸出入：茯苓12g，桂枝6g，赤芍10g，牡丹皮10g，桃仁10g，败酱草20g，炒怀牛膝10g，制香附10g，延胡索12g，青陈皮各5g，乌药10g，14剂。复诊一：2005年5月16日。末次月经5月14日，药后经行腹痛减轻，肛门坠胀，大便干闭，脉弦细，苔薄，边尖红。治拟化瘀散结，搜剔通络。茯苓12g，桂枝6g，赤芍10g，牡丹皮10g，桃仁10g，炒杜仲10g，续断12g，狗脊12g，夏枯草20g，石见穿20g，水蛭6g，14剂。治疗后，肌瘤无明显增大。［叶玉妹，蔡小荪活用桂枝茯苓方治疗妇科癥瘕经验.中医文献杂志，2007（1）：36-38.］

（二）肝脾不和妊娠腹痛证治

【原文】

妇人怀妊，腹中㽲痛①，当归芍药散主之。（5）

当归芍药汤方

当归三两，芍药一斤，茯苓四两，白术四两，泽泻半斤，川芎半斤（一作三两）。

上六味，杵为散，取方寸匕，酒和，日三服。

【注释】

①㽲（jiǎo）痛：㽲，指腹中急痛；亦读（xiǔ），指绵绵作痛。

【释文】

妇人怀孕以后，腹中绞痛（绵绵作痛），当以和血利湿之剂当归芍药散治疗。

【方义】

方中当归、芍药、川芎养血疏肝，调肝理气，茯苓、泽泻、白术健脾利湿、和运脾气。肝血足则气条达，脾运健则湿邪除，则腹中㽲痛之证可除。

【按语】

本条论述肝脾不和妊娠腹痛证治。妇人怀妊腹中痛是因肝脾不和引起，原文仅指出主症为腹中疞痛，何以知之？据方测证得知。肝藏血主疏泄，脾主运化水湿，胎为孕妇气血所养，妊娠时血聚胞宫养胎，肝血相对不足，则肝失调畅而气血郁滞，木不疏土，脾不健运则湿浊内生，肝脾不和，血虚湿生，则气血运行不畅，胎失所养，故腹中疞痛，“疞”读“绞”或读“朽”，是急痛还是绵绵作痛，当以辨证为准。从方测证，当还有小便不利，下肢略肿等症。治当养血舒肝，健脾利湿，选用当归芍药散。

当归芍药散是治疗妇女肝脾不和腹痛的良方，以肝脾两调，血水同治为特点。临床应用应掌握两方面：一是有面唇少华，眩晕耳鸣，爪甲不荣，肢体麻木，腹痛绵绵或拘急而痛，或月经量少、色淡、甚则闭经，脉象弦细等肝虚血少的表现；二是有纳呆食少，带下清稀，面浮肢肿，泄泻或小便不利等脾虚湿停的表现。因方中川芎为血中气药，味辛走窜，在治妊娠病时，应注意用量宜小。临床本方广泛用于肝脾失调，气郁血滞湿阻导致的妇科、内科、五官科、外科病证。

【执医考点】

“妇人怀妊，腹中疞痛，当归芍药散主之。”

【链接】

宋某，女，26岁。怀孕7个月，时感腹中拘急，绵绵作痛，食欲不振，双下肢浮肿已月余，按之凹陷不起，舌淡苔白润，脉弦滑。系妊娠肝脾不和的腹痛证，用当归芍药散改散为汤：当归9g，芍药24g，川芎6g，茯苓15g，泽泻15g，白术12g。5剂后，腹痛消失，双下肢浮肿渐退，继服3剂，诸症悉除。足月顺产1子。［李翠萍，马文侠．《金匮》方治疗妇科肝病举隅．国医论坛，1987（4）：38.］

十六、妇人产后病脉证并治第二十一

学习目标

1. 素质目标　通过对原文的学习，树立整体观、全局观，增强中医治病的信心，传承中医文化。

2. 知识目标　掌握妇人产后三病的名称、病因病机及临床表现。

3. 能力目标　学会应用妇人产后三病的病因病机和临床表现指导临床实践。

【原文】

问曰：新产妇人有三病，一者病痉，二者病郁冒[①]，三者大便难，何谓也？师曰：新产血虚，多汗出，喜中风[②]，故令病痉；亡血复汗，寒多，故令郁冒；亡津液，胃燥[③]，故大便难。（1）

【注释】

①郁冒：指头昏目眩（轻则仅为头晕目眩，重则为昏厥），郁闷不舒。

②喜中风：容易感受风邪。

③胃燥：胃，泛指胃与大肠。指因津液耗伤，胃肠失濡而燥结成实。

【释文】

问道：新产妇人有三种病：第一是角弓反张，筋脉挛缩的痉病；第二是头昏发厥，郁闷不舒的郁冒；第三是津液枯燥的大便难。为什么会发生这三种病呢？师说：因为新产妇人血液虚少，还常多出汗，容易感受风邪，所以易得痉病；新产亡血，复出汗，易感外寒，所以易产生郁冒；亡血后津液内伤，胃肠津液枯乏，所以易得大便难。

【按语】

本节提出妇人新产后痉病、郁冒、大便难三病的形成原因及症状。

因产后失血过多，阴血暴虚，血虚及气，气虚不能固护皮毛，营阴外泄，多汗出；营卫俱虚，腠理不固，容易招致风邪；风邪化热，更耗阴液，津枯液燥，血虚而肝无所藏，筋脉失养则拘急，故见痉挛，抽搐，甚至角弓反张等症。因新产亡血，血虚而气亦衰，复出汗，损伤卫阳，抵抗力减弱，寒邪乘虚而入，故曰："寒多。"寒邪郁闭于内，阳气不能外达，逆而上冲，血虚于下，阳浮于上，故见头昏目眩，郁闷不舒，甚则昏厥的郁冒病。因新产后失血多汗，而"亡津液"，即津液重伤之意。胃肠津液枯乏，无以濡润胃肠，致胃肠干燥，传导失职，故见大便燥结不出，而病大便难。

新产后三病虽见证不同，但其致病之因，不外亡血伤津，因此，"亡血伤津"四字，临床须作为重要关键。在总的治疗原则上，必须养血护津，以策万全。同时，产妇也应慎风寒，调饮食，才能防止以上疾病的发生。

【执医考点】

"问曰：新产妇人有三病……亡津液，胃燥，故大便难。"

【链接】

痉，筋病也，血虚汗出，筋脉失养，风入而益其劲也。郁冒，神病也，亡阴血虚，阳气遂厥，而寒复郁之，则头眩而目瞀也。大便难者，液病也，胃藏津液而渗灌诸阳，亡津液胃燥则大肠失其润而便难也。三者不同，其为亡血伤津则一，故皆为产后所有之病。(《金匮要略心典》)

十七、妇人杂病脉证并治第二十二

学习目标

1. 素质目标 通过对条文的学习，增强对中医药文化的自信，树立中医治病的信心，传承中医文化。

2. 知识目标 掌握梅核气与脏躁的临床特征和主治方药。

3. 能力目标 学会运用半夏厚朴汤、甘麦大枣汤指导临床诊疗。

（一）梅核气

【原文】

妇人咽中如有炙脔①，半夏厚朴汤主之。（5）

半夏厚朴汤方

半夏一升，厚朴三两，茯苓四两，生姜五两，干苏叶二两。

上五味，以水七升，煮取四升，分温四服，日三夜一服。

【注释】

①咽中如有炙脔：脔（luán）指肉块。炙脔，烤熟的肉块。咽中如有炙脔，形容咽中有异物堵塞感，梗阻不适，咯之不出，吞之不下，但饮食吞咽并无妨碍。

【释文】

妇人咽喉之中阻塞，像有一块烤肉贴在那里一样，不上不下，梗阻不适，可用半夏厚朴汤来治疗。

【方义】

方中半夏辛温，和胃降逆，化痰开结；厚朴苦辛而温，行气开郁，下气除满，助半夏以降逆散结；茯苓甘淡、渗湿健脾，助半夏以化痰。生姜辛散温行，助半夏和胃而止呕；苏叶芳香疏散，宣肺疏肝，助厚朴行气宽胸，宣通郁结之气。诸药合用，行气降逆，开郁化痰，气散郁开，咽中舒畅，则病自愈。

【按语】

本条论述痰气阻塞咽中（梅核气）的治法。妇女自觉咽中如有烤肉块梗阻不适，咯之不出，吞之不下，咽口水时感觉明显，但于饮食吞咽又无妨碍，后世称“梅核气”。吞咽过程中，咽喉内互相接触的器官发生摩擦，是正常人都能感觉的，但患梅核气患者自认为是异常。其病因多与七情失调有关。因七情郁结，肝失条达，气郁则肝木侮肺乘脾，肺不布津，脾运失健，湿凝为痰，气滞痰凝相互搏结，上逆于咽喉而为病。

治疗用半夏厚朴汤理气降逆，化痰散结。采取日三夜一服的方式连续给药，使药力持续，以防痰气复聚。

临床梅核气表现多样，临床所见甚多，其症状主要是咽中如有物阻塞，咯之不出，吞之不下，饮食毫无阻碍，胸中时觉痛闷，甚则嗳气，可有舌质淡，苔白滑，脉弦滑等症。本病虽多见于妇女，男子亦可见。本方除可用于梅核气外，还可治疗因痰凝气滞而致的咳喘，呕吐，胸痹，脘痛等病。

【执医考点】

“妇人咽中如有炙脔，半夏厚朴汤主之。”

【链接】

杨某，男，65岁，初诊自述10年来自觉咽中梗阻，胸闷，经治4个月已缓解，其间曾复发1次。近日来又自觉咽间气堵，胸闷不畅，经检查无肿瘤。六脉沉滑，舌正苔黄腻。属痰湿阻滞，胸中气机不利，此谓梅核气。治宜开胸降逆，理气豁痰。处方：法半夏6g，厚朴3g，茯苓6g，紫苏梗3g，陈皮3g，大腹皮3g，炒白芥子3g，炒莱菔子3g，薤白6g，降香1.5g，路路通3g，白通草3g，竹茹3g。10剂。1剂两煎，共取160mL，分早晚食后温服。二诊：自觉咽间堵塞减轻，原方去薤白、陈皮，加黄连1.5g，香橼皮3g，白芥子1.5g。10剂，煎服法同前。三诊：服药后，咽间梗阻消失，低热已退，食纳、睡眠、二便均正常。

按语：本案所述梅核气之症状，与《金匮》所载大体相符，故以半夏厚朴汤化裁治疗，此方辛以散结，苦以降逆，有行气祛痰，开胸散结之功，用之得当，药效倍增，勿以平淡而忽之。(《蒲辅周医疗经验》)

（二）脏躁

【原文】

妇人脏躁[①]，喜悲伤，欲哭，像如神灵所作，数欠伸[②]，甘麦大枣汤主之。(6)

甘麦大枣汤方

甘草三两，小麦一升，大枣十枚。

上三味，以水六升，煮取三升，温分三服。亦补脾气。

【注释】

①脏躁：病名。因子宫血虚，受风寒化热而致。

②数欠伸：气乏则欠，体倦则伸，数欠伸即连续伸腰呵欠。

【释文】

妇人患脏躁证，终日悲伤、哭泣，样子就好像有鬼怪神灵依附在她身上一样，还常打呵欠，伸懒腰，可用甘麦大枣汤治疗。

【方义】

方用甘麦大枣汤补益心脾，宁心安神。《内经》云："心病者宜食麦。"故方中小麦入心经，养心液、安心神、疏肝郁。甘草、大枣性味甘平，益脾，又《内经》言："肝苦急，急食甘以缓之。"故以之甘润滋养脾精而润燥缓急。脾精足则四旁得以灌注，脏阴得养，郁火自熄，心神有主，脏不燥而诸证自愈也。原文言"亦补脾气"，可知本方心脾双补，兼缓肝急，标本兼顾，使其燥润，其急缓，则诸症悉愈。

【按语】

本条论述脏躁的证治。患者因激怒难发，情志不遂或思虑过度，悲忧不能缓解，肝气失于疏泄，刺激五志，五志化火，伤阴耗液，致内脏阴液不足，阴火动则心神被扰乱，心之志发于外则喜笑不休。"神不足则悲""心气虚则悲"，心气伤则心神无主，肺气必伤，肺之志发于外则悲伤欲哭。心肺既伤，穷必及肾，影响于肝，肝肾气机抑郁，阴阳之气失调，阴阳相引故数欠伸。或同时伴有筋骨不舒，周身疲惫，神疲乏力，惊恐不已，激动愤怒之象。所以脏躁之"脏"，应理解为五脏而非独指子宫。

本病的病机为情志抑郁，五志化火，脏阴不足。治疗宜甘润以滋养脾精，养心气而缓肝急。

本病多见于妇女，亦可见于男子。脏躁的辨证，临床常以精神恍惚不定，情绪波动，哭笑无常，喜怒不定为主症，可伴随心烦不眠，神忧多梦，或身有蚁行感，幻听幻视，或汗多，不思饮食，或口干便秘，或独居暗室，怕声怕光，怕与人交谈等。甘麦大枣汤在运用时，可据病情酌情加当归、白芍、酸枣仁、茯神、柏子仁、龙齿、牡蛎等药。尚可用本方治疗更年期综合征、神经衰弱、小儿盗汗、夜啼、厌食等病。

【执医考点】

“妇人脏躁，喜悲伤欲哭，像如神灵所作，数欠伸，甘麦大枣汤主之。”

【链接】

邓某，女，32岁。症状：头昏冒，喜欠伸，精神恍惚，时悲时喜，自哭自笑，默默不欲食，心烦失眠，怔忡惊悸，多梦纷纭，喜居暗室，颜面潮红，舌苔薄白，脉象弦滑。诊断：子脏血虚，受风化热，虚热相搏，扰乱神明。疗法：拟养心缓肝法，宗《金匮》甘麦大枣汤与百合地黄汤加减主之。粉甘草18g，淮小麦12g，大红枣10枚，炒枣仁15g，野百合60g，生牡蛎30g。水煎服，日服2剂。数剂见效，20剂痊愈。（《薄园医案》）

第四章　温病学导读

一、《温热论》

学习目标

1. 素质目标　通过对原文的学习，增强对中医药文化和中华文明的自信。

2. 知识目标　掌握温病卫气营血辨证的主要内容。

3. 能力目标　学会运用卫气营血辨证来诊断与治疗临床疾病。

（一）温病大纲

【原文】

温邪上受，首先犯肺，逆传心包。肺主气属卫；心主血属营。辨营卫气血虽与伤寒同；若论治法，则与伤寒大异也。（1）

【按语】

本条以精练的语言高度概括了温病的发生发展规律、卫气营血辨证与脏腑的关系、温病与伤寒辨治的异同三部分内容。

1. 温病的发生发展规律　“温邪”明确指出温病的致病因素是温热邪气，“上受”则点出了温热邪气侵入人体的途径。邪气从口鼻而入，肺气通于口鼻而合皮毛，故出现肺卫表证。“逆传”是相对于“顺传”而言。“顺传”指温邪自肺卫传入中焦胃肠气分，也是病邪入里的一种表现，但传变不甚急剧，病情尚未迅速转为危重。“逆传”指肺卫温邪既不外解，又不顺传中、下焦，而是直接逆传心包，故病情凶险。

2. 卫气营血辨证与脏腑的关系　叶天士创立的卫气营血辨证，根据温热邪气侵袭人体后对人体损伤轻重程度的不同，把温病分为卫分证、气分证、营分证、血分证四大类。肺主一身之气，与卫相通而主表，病变轻浅者属卫分，病变较深者属气分。营血为心所主，应心之动而周行全身，以营养机体。温邪自肺卫逆传心包，必影响到营血，心包病变之轻者属营分，病变重者属血分。

3. 温病与伤寒辨治的异同　营卫气血皆为维持人体生命活动的精神物质，无论是伤寒或温病，其病邪传变皆由表入里，由浅而深，涉及营卫气血，故两者在基础层面有共同之处。但温病由温邪上受而引起手太阴肺系的病变，伤寒为寒邪由毛窍而入而引起足太阳膀胱经的病变，两者治法则完全不同。

【执医考点】

"湿邪上受，首选犯肺……若论治法则与伤寒大异也。"

【链接】

陈梁氏，年25岁，住广西容县。住乡，体壮。初起恶寒发热，头痛项强，腰脊疼胀，肢倦口渴，由午至酉，起立即仆，不省人事，牙关紧闭，肢冷至肘，脘腹灼热，气粗喘急，唇缩而焦，齿黑而干，目赤面青，经昼夜不醒。左右脉伏，舌紫而苔罩白腻，体温达一百零四度（华氏度数，即40℃）。

初用竹沥合童便，重加紫雪一钱，频频灌下，以豁痰宣窍，清热降火。服后神识略醒，再用刘氏双解散，去防、术、芎、归、芍等，加红花、中白、牙皂、磨犀，取荆、薄、麻黄速解肌表，以辛散外寒，犀角、翘、栀速透上焦，以清宣里热，硝、黄、芩、膏荡除肠胃，以凉泻外火。然病至内陷昏厥，必有有形之痰火瘀热，蒙闭心与脑神气出入之清窍，故用牙皂、桔梗以开痰，红花、中白以除瘀。君臣既经配合，而使以益元散者，解热毒以调和诸药也。

一服后，则肢表厥减，面唇微润，诊脉略见沉弦数。再二服后，人事略醒，牙关缓软，四肢厥除，唯手足麻挛，口甚燥渴，体中发热，心常惊悸，起卧无常，诊脉起而洪弦数。又用犀羚钩藤汤加人中白，取其直清心肝，泻火息风，泄热通络，化痰利水。一服后，热退体和，肢表麻挛已除，惟咽干口渴，烦躁不眠，诊脉弦数略减。又用人参白虎合犀角地黄汤，双清气血两燔，润津燥以救阴液。五日牙关不闭，四肢厥除，人事已醒。十日热退体和，食量略进。二十日烦躁已除，食量大进，元气回复而痊。(《重订全国名医验案续编》)

（二）邪在肺卫

【原文】

盖伤寒之邪，留恋在表，然后化热入里，温邪则热变最速，未传心包，邪尚在肺，肺主气，其合皮毛，故云在表。在表初用辛凉轻剂。夹风则加入薄荷、牛蒡之属，夹湿加芦根、滑石之流。或透风于热外，或渗湿于热下，不与热相搏，势必孤矣。(2)

【按语】

本条主要论述了伤寒与温病传变的不同和温邪表证初起的治法。

1. 伤寒与温病由表入里传变的区别　伤寒为外感寒邪而致病，寒为阴邪，初起犯足太阳膀胱经，发为表寒证。寒主收引，束表使卫阳被郁不得外达，临床以恶寒为主，经一段时间卫阳郁极而发，正邪交争，方出现发热，转化为阳明里实热证时间较长。温热为阳邪，其行上行，初起先犯上焦手太阴肺经，发为表热证。若表邪不解，热邪无需转化，或顺传中焦阳明胃肠气分，或逆传上焦心包营分而成里热炽盛，从表证到里证传变过程迅速。

2. 温病表证初起治法 关于温病表证初起的治法，叶天士主张使用“辛凉轻剂”。即选用味辛性凉、质地轻浮的药物组成方剂，轻清宣透在表之温热邪气，使其外达而病解。温热之邪初起又夹风邪，可加入薄荷、牛蒡子等疏散风邪之品。若是温热夹湿，则酌加淡渗利湿之品，分消湿热，宜用芦根、滑石。将风邪、湿邪与温热相剥离，不至于造成风、湿与热相搏结，则热势渐消而易解。

【执医考点】

“盖伤寒之邪，留恋在表……势必孤矣。”

【链接】

韩某，男，74岁。1960年3月28日初诊。昨晚发热，体温38.5℃，微咳，咽红，今晨体温37.9℃，小便黄，脉浮数，舌赤无苔。属风热感冒，治宜辛凉。

处方：桑叶二钱，菊花二钱，牛蒡子二钱，连翘二钱，桔梗一钱半，芦根五钱，僵蚕二钱，竹叶二钱，生甘草一钱，香豆豉三钱，薄荷八分（后下），葱白三寸（后下）。水煎二次，共取200mL，分早晚二次温服，连服两剂。

复诊：3月30日。服药后热退，体温36.4℃，咳嗽减轻，但痰黏滞不利。舌正无苔，脉缓和。感冒基本已愈。治宜调和肺胃，兼化痰湿。

处方：瓜蒌壳二钱，橘红二钱，川贝母一钱半，前胡一钱半，云茯苓三钱，天冬三钱，竹茹二钱，枇杷叶三钱，芦根四钱。水煎二次，共取160mL，兑蜂蜜一两，分早晚二次温服，连服两剂。（《蒲辅周医案》）

【原文】

不尔，风夹温热而燥生，清窍必干，谓水主之气不能上荣，两阳相劫也；湿与温合，蒸郁而蒙蔽于上，清窍为之壅塞，浊邪害清也。其病有类伤寒，其验之之法，伤寒多有变证，温热虽久，在一经不移，以此为辨。（3）

【按语】

本条进一步论述了风热表证与温热夹湿的证候与病机及温邪夹湿与伤寒的鉴别。

1. 风热表证与温热夹湿的证候与病机 风邪与温热邪气均为阳邪，二阳相搏，化燥伤津，主司人体濡润作用的水液亏损，不能上荣头面清窍而出现口、鼻、唇、咽等诸清窍干燥的症状。

湿为阴邪，重浊黏滞；温热为阳邪，炎上而开泄。湿与温热相合，湿郁热蒸致湿热上蒙清窍，出现头重如裹，眩晕，耳鸣等清窍壅塞之症。

2. 温邪夹湿与伤寒的鉴别 湿属阴邪，而温邪夹湿蒙蔽清阳，初起某些症状类似伤寒。但湿邪黏滞，转化较慢，虽病证较长而无明显变化。而伤寒多起于太阳，再传少阳、阳明，或传入三阴，传变迅速，过程中证候也发生明显变化。故两者有明显不同的特征。

【执医考点】

“不尔，风夹温热而燥生……以此为辨。”

【链接】

丙寅四月初八日，张某，三十三岁。六脉弦细而劲，阴寒证脉也。咳嗽稀痰，阴湿咳也。舌苔刮白而滑，阴舌苔也。呕吐泄泻，阴湿证也。虽发热汗出不解，乃湿中兼风，病名湿温，天下有如是之阴虚证乎？茯苓块四钱，桂枝三钱，炒白芍二钱，姜半夏五钱，白术三钱，广皮炭二钱，生薏苡仁五钱，泽泻四钱，生姜汁（每杯冲三小匙），煮三杯，分三次服。(《吴鞠通医案》)

（三）邪入营血

【原文】

前言辛凉散风，甘淡驱湿，若病仍不解，是渐欲入营也。营分受热，则血液受劫，心神不安，夜甚无寐，或斑点隐隐，即撤去气药。如从风热陷入者，用犀角、竹叶之属；如从湿热陷入者，用犀角、花露之品，参入凉血清热方中。若加烦躁、大便不通，金汁亦可加入。老年及平素有寒者，以人中黄代之，急急透斑为要。(4)

【按语】

本条主要论述营分证的病机、证候与治疗。

1. 营分证的病机与证候 营分证是由卫气分病变传变所致，温邪犯肺，首用辛凉轻剂，加薄荷、牛蒡子之品，谓之辛凉散风。夹湿，加芦根、滑石之流，谓之甘淡驱湿。病邪仍然不解，这传入营分。

营是血中津液，热入营分而耗伤营阴，阴血受损。心主营血而藏神，营热盛则心神被扰，导致心神外越出现不安，阴不制阳而夜不能寐。

2. 营分证的治疗 营热窜络，斑点隐隐，此时透卫清气的药已不适用。针对从风热陷入营分者，将水牛角、竹叶之类加入凉血清热方中，取其清营又能透热转气。针对从湿热陷入者，将水牛角、竹叶之类加入凉血清热方中，水牛角清营血分热，银花露芳香化湿，透热外达。若营分证又加烦躁，大便不通，说明气分热邪炽盛而肠燥津伤，以金汁清火泄热，留存津液而大便自通。但金汁毕竟大寒之品，老年人或者素体阳虚的患者不宜，用寒凉之性稍逊的人中黄来替代。总之，关键在于宣畅气机，透斑外达，防治热邪内陷。

【执医考点】

“前言辛凉散风……急急透斑为要。”

【链接】

汪左。诊脉沉细而数，苔薄黄。表热不扬，而里热甚炽，神识昏糊，谵语妄言，甚则逾垣上屋，角弓反张，唇焦，渴不知饮。此温邪伏营，逆传膻中，温郁化火，火灼津液为痰，痰随火升，蒙蔽心包，神明无主，肝风骤起，风乘火势，火借风威，所以见证如是之猖狂也。脉不洪数，非阳明里热可比。厥闭之险，势恐难免。亟拟清温息风，清神涤痰，以就涸辙而滋化源。鲜石斛三钱，犀角片五分，薄荷八分，朱茯神三钱，川贝三钱，天花粉三钱，羚羊片三分，连翘一钱五分，枳实一钱，竹茹一钱五分，天竺黄一钱五分，石菖蒲八分，竹沥二两（冲），紫雪丹四分（冲），两剂，风平神清，表热转盛。去紫雪、犀、羚。加黄芩、豆豉，重用银翘，数剂而安。伏温由营达气而解。(《丁甘仁医案》)

【原文】

若斑出热不解者，胃津亡也，主以甘寒，重则如玉女煎，轻则如梨皮、蔗浆之类。或其人肾水素亏，病虽未及下焦，每多先自彷徨，此必验之于舌，如甘寒之中加入咸寒，务在先安未受邪之地，恐其陷入耳。(5)

【按语】

本条承接上一条进一步论述斑出热不解的病机与治法。

温热病斑已透出，说明热邪已经外达，本当热势欲解。若斑出而邪热不解，是胃津大伤，水不济火所致。针对此病机，主张甘寒以养阴生津，病情重的可用玉女煎加减，病情轻的用梨皮、甘蔗浆之类即可。若患者素体肾水亏损，则热邪易乘虚深入下焦而导致真阴枯竭的重证。此时应防患于未然，察看舌象是否光绛晦暗，干枯少津。预先用咸寒之品滋肾阴，充下元，以防病热深入。

【执医考点】

“若斑出热不解者，胃津亡也……恐其陷入易易耳。”

【链接】

乙丑二月廿二日，某。脉不浮而细数，大渴引饮，大汗，里不足之热病也。用玉女煎法。知母四钱，生石膏一两，甘草三钱，麦冬五钱，细生地五钱，粳米一撮，桑叶三钱，煮三杯，分三次服。廿三日，温热，大渴大汗，脉数，昨用玉女煎法，诸症俱减；平素有消渴病，用玉女煎大便稀溏，加牡蛎，一面护阴，一面收下。牡蛎一两，生石膏五钱，炙甘草三钱，麦冬五钱，大生地五钱，粳米一撮，炒知母二钱，煮三杯，分三次服。(《吴鞠通医案》)

（四）流连气分

【原文】

若其邪始终在气分流连者，可冀其战汗透邪，法宜益胃，令邪与汗并，热达腠开，邪从汗出。解后胃气空虚，当肤冷一昼夜，待气还自温暖如常矣。盖战汗而解，邪退正虚，阳从汗泄，故渐肤冷，未必即成脱证。此时宜令病者，安舒静卧，以养阳气来复。旁人切勿惊惶，频频呼唤，扰其元气，使其烦躁，但诊其脉，若虚软和缓，虽倦卧不语，汗出肤冷，却非脱症；若脉急疾，躁扰不卧，肤冷汗出，便为气脱之证矣。更有邪

盛正虚，不能一战而解，停一二日再战汗而愈者，不可不知。（6）

【按语】

本条论述温热邪气流连气分，发生战汗的病机、治法及预后。

1. 战汗的病机　温热邪气由卫入气，既不外解，又不深传营分，始终在气分流连，邪正相争，若此时正气奋起鼓邪外出，则可出现战汗。

2. 战汗的治法　战汗的治法在于益胃，用甘寒之品益胃生津，以解除胃中的燥热干涩，使津液盛，汗源充，则气机通畅而作战汗。正气祛邪外达，则邪随汗解。

3. 战汗的预后　①邪退正虚，阳气未复。战汗后，邪从汗解，阳气也随汗出而外泄。阳气未复不能布达全身，出现肌肤微凉。但此时诊脉，虽因正虚而呈虚软之感，却从容和缓节律整齐，与脱证明显不同。此时需加强护理，待患者自行回复阳气，切勿贸然打扰，乱其神志。②正不胜邪，阳气虚脱战汗后，阳气随汗外脱，阴气内盛，虚阳浮越，则呈现脉来急疾，躁扰不得眠。阳气虚脱不能外达肌肤，则皮肤湿冷。这类病证是处理方法是益气固脱，回阳救逆。③邪盛正虚，不能一战而解有时由于邪气强盛，正气不能通过一次战汗就祛邪外出，则会出现战汗后病仍不解的情况。因战汗后正气也会损耗，所以要停一两日，待正气恢复后，再作战汗以祛病，这一点在临床上不可忽视。

【执医考点】

“若其邪始终在气分流连者，可冀其战汗透邪……不可不知。”

【链接】

袁尧宽，忘其年，住本镇。庚戌四月患温病，初由章绶卿君诊治，服药数剂，病未大减。嗣章君往江北放赈，转荐予治。壮热谵语，见人则笑，口渴溲赤，体胖多湿，每日只能进薄粥汤少许。脉息滑数，右部尤甚，舌苔黄薄，而干燥无津。盖温病也。热邪蕴伏日久，蓄之久而发之暴，故病情危重若是。当以解热为主，而佐以豁痰润燥，方用三黄石膏汤合小陷胸汤加减。青子芩二钱，小川连一钱，生川黄柏一钱，生石膏一两（研细），焦栀子二钱，瓜蒌仁四钱（杵），细芽茶一撮，川贝母三钱，青连翘三钱，全青蒿二钱，梨头汁一两（冲）。接服二日，热未大退，至第三剂后，乃作战汗而解。仅余热未消，复以前方去石膏、芩、连、瓜蒌等品。北沙参三钱，生薏苡仁三钱，生川黄柏一钱，焦栀子三钱，天花粉三钱，细芽茶一撮，川贝母三钱，青连翘三钱，全青蒿二钱，飞滑石六钱（包煎），活水芦根二两，梨头汁一两（冲）。连服数剂，清化余邪，热清胃健而瘥。（《重订全国名医验案续编》）

（五）邪留三焦

【原文】

再论气病有不传血分，而邪留三焦，亦如伤寒中少阳病也。彼则和解表里之半，此则分消上下之势。随证变法，如近时杏、朴、苓等类，或如温胆汤之走泄。因其仍在气分，犹可望其战汗之门户，转疟之机括也。（7）

【按语】

本条阐述邪留三焦的病机、治疗和转归。

1. 邪留三焦的病机 温邪羁留气分，既不外解，也不深传营血，则往往留停于三焦。手少阳三焦属半表半里，为人体气机升降出入和水液的通道，若邪留三焦，则气机郁滞，水道通调失司，痰湿内停。伤寒之少阳病，为寒邪由足太阳膀胱经传变至足少阳胆经，枢机不利，寒热往来，部分证候表现与本病相似。

2. 邪留三焦的治疗 三焦病变，气郁水停，当以消为大法。开上、畅中、导下三法并举，分消上下。如用杏仁开上、厚朴畅中、茯苓导下，或选用温胆汤宣气化湿。

3. 邪留三焦的转归 通过分消走泄的治法，疏导三焦气机，正气奋起抗邪，正邪交争发为战汗，通过战汗开通门户，使邪从汗而解。或者不能一战而解，但令裹结黏滞的湿邪有所松动，阳气得以伸展宣通，形成正邪反复交争类似于疟病，最后寻得邪之出路的情况。

【执医考点】

"再论气病有不传血分，而邪留三焦……犹可望其战汗之门户，转疟之机括。"

【链接】

丁。暑乃郁蒸之热，湿为濡滞之邪。暑雨地湿，湿淫热郁，惟气虚者受其邪，亦惟素有湿者感其气。如体肥多湿之人，暑即寓于湿之内，劳心气虚之人，热即伏于气之中。于是气机不达，三焦不宣，身热不扬，小水不利，头额独热，心胸痞闷，舌苔白腻，底绛尖红，种种皆湿遏热伏之征。显系邪蕴于中，不能外达。拟以栀豉上下宣泄之，鸡苏表里分消之，二陈从中以和之，芳香宣窍以达之。冀其三焦宣畅，未识得奏微功否。

六一散，黑栀，薄荷，豆豉，半夏，陈皮，石菖蒲，赤茯苓，郁金，白蔻仁，通草，竹茹，荷梗。

再诊：形体丰肥者，必多湿。肌肉柔白者，必气虚。况暑病必有湿邪遏伏，中气受戕。前用微苦微辛，宣通三焦，服后大便通调，胸中宽畅，原得小效。要知湿性濡滞，本难霍然即愈。若用辛雄燥湿，苦寒泄热，是亦一法，然恐非肥白气虚者，所能胜任。拙见仍守前法，毋存欲速之心，反致耗气之弊。惟高明裁之。前方去薄荷，加杏仁。

三诊：白苔渐退，而舌心反见裂纹，是湿转燥矣。不饮不思食，小便仍不爽利，余热犹滞，三焦之气，未尽宣达也。三焦者，一气之周流，而各司其职。上焦主纳而不出，下焦主出而不纳，中焦则输其出纳。清阳出上窍，浊阴走下窍，三焦自协于平。今议从中升降其上下，所谓升降者，亦升其清而降其浊耳。葛根、杏仁、赤茯苓、陈皮、紫菀、薏苡仁、川贝母、泽泻、血珀、竹茹、大麦、稻叶。(《王旭高医案》)

（六）里结阳明

【原文】

再论三焦不得从外解，必致成里结。里结于何？在阳明胃与肠也。亦须用下法，不可以气血之分，就不可下也。惟伤寒邪热在里，劫烁津液，下之宜猛；此多湿邪内搏，下之宜轻。伤寒大便溏为邪已尽，不可再下；湿温病大便溏为邪未尽，必大便硬，慎不可再攻也，以粪燥为无湿矣。（10）

【按语】

本条论述了邪留三焦进一步发展而致里结阳明的病机、治法及其与伤寒下法的区别。

1. 温邪里结阳明的病机　邪留三焦证，湿热不从外解，则进一步入里结于阳明胃肠之证。病机为湿热与肠道积滞相搏结，大肠传导失司。

2. 温邪里结阳明的治法　温病肠腑急结，当攻下逐邪，不可因其在气分证而不下。但温邪里结阳明究属湿热与积滞搏结黏滞于肠道，而非燥屎内结，故泻下方药宜轻缓，缓消湿热积滞，直到湿热里结尽除。若用伤寒峻下法，徒耗正气而湿邪难祛。

3. 伤寒阳明腑实证与温病里结阳明证的区别　伤寒阳明腑实证为寒邪入里化热，邪热煎熬津液而成阴伤重症，故需猛药峻下，方能保存阴液；温病里结阳明证是湿热积滞郁闭肠腑而致传导失司，治疗重点在于通导湿热积滞，宜轻下频下。

【执医考点】

“再论三焦不得从外解，必致成里结……以粪燥为无湿矣。”

【链接】

何某，男，26岁，汉族，未婚，公司职员。无药物过敏史。2003年6月9日就诊。因腹胀便下不爽2月来就诊。患者述于两个月余前因饮食原因出现腹胀，餐后尤甚，便下不爽，近1月便下次数增多，平均每日3次，自服药物后腹泻控制（具体药物不详）。现口臭，腹仍胀，大便2日一行，艰涩难行，夹有黏液，偶呈水样，纳差，不知饥，舌红苔黄腻，脉弦数，以左脉为甚。辨证：湿热积滞搏结肠道。治以导滞通便，清热化湿。枳实导滞汤加减。枳实15g，白术12g，苍术12g，楂曲各15g，槟榔18g，黄芩18g，黄连12g，熟大黄10g，云茯苓12g，甘草3g，广香10g，厚朴10g。3剂。

二诊：2003年6月14日。腹胀消失。大便仍二日一行，难行，无黏液，便下不爽，舌红苔厚腻微黄。仍湿热积滞搏结肠腑，治疗继续调理。枳实15g，白术15g，苍术15g，楂曲各15g，槟榔15g，黄芩18g，黄连15g，熟大黄5g，紫草15g。5剂。

三诊：2003年6月28日。便下不爽缓解，大便仍二日一行，舌红苔微黄腻。继续守法调理。枳实20g，白术15g，苍术15g，楂曲各15g，槟榔18g，黄芩15g，黄连12g，熟大黄5g，紫草15g，连翘18g，甘草3g。5剂。以上调理而愈。（《中国现代名中医医案精粹》）

（七）传变与治则

【原文】

大凡看法，卫之后方言气，营之后方言血。在卫汗之可也，到气才可清气，入营犹可透热转气，如犀角、玄参、羚羊角等物，入血就恐动血耗血，直须凉血散血，如生地、丹皮、阿胶、赤芍等物。否则前后不循缓急之法，虑其动手便错，反致慌张矣。（8）

【按语】

本条内容阐述了卫气营血四类证候的传变规律与治疗原则。

1. 卫气营血的传变规律 根据温热邪气侵袭人体的不同阶段对人体造成不同程度的损伤，把温病发展过程分为卫分证、气分证、营分证、血分证四个阶段。通常，温热邪气侵袭人体，首先引起卫外功能障碍而导致卫分证，进而向里传变，影响脏腑功能，出现气分证。温热邪气继续向里传变，损伤人体营养精微物质，轻则消耗血中津液，为营分证，重则损伤血液，为血分证。卫、气分证属于“气病”，而营、血分证属于“血病”，所以卫与气、营与血没有本质区别，只是程度轻重的差异。但卫气与营血之间则存在巨大差异，前两者属功能障碍，邪轻病浅；后两者属物质损伤，病势深重。

2. 卫气营血的治疗原则 ①在卫汗之可也温邪在卫表，宜解表透邪，用辛凉透达之剂使邪从表解。不可如伤寒治法用大剂辛温耗伤津液，也不可过早使用寒凉致热邪冰伏。②到气才可清气温邪由卫表入里，进入气分，则宜清解气热，透邪外达。寒凉清气之剂待此时方可应用，切勿滥用寒凉郁阻气机而加重病情。③入营犹可透热转气温邪由气分转入营分，需凉营养阴，伍以透泄之品，令邪转气分。犀角（水牛角代）、玄参、羚羊角为凉营养阴之佳品，但仍缺乏轻清透泄之品，可酌加连翘、竹叶、金银花等。④入血就恐耗血动血，直须凉血散血温邪深入血分，病情深重，邪热炼血为瘀，迫血妄行，致瘀热互结。此时再用透泄之法已难奏效，直取生地黄清热凉血，使血宁不妄动；瘀血不去则新血妄行，选牡丹皮、赤芍之辈化瘀通络，疏导壅塞；阴津不复，心血难生，故宜用阿胶补血固阴。

在温病的治疗上遵循以上治则，才能做到有条不紊，从容应对。

【执医考点】

“大凡看法，卫之后方言气，营之后方言血……虑其动手便错，反致慌张矣。”

【链接】

陈席珍，年六十余，住无锡。丙午夏发病。身热自汗，渴不恶寒，神烦恶热，时时懊侬，脉左小数，右洪搏数，舌红而绛。患者素体液亏无苔，肝郁不舒。为温邪郁火交蒸，最防热盛动风，骤变痉厥。用栀、翘、芦、知、茹、郁、桔急疏清解为君，兼顾胃汁，天花粉、石斛以佐之。黑山栀三钱，青连翘三钱，广郁金三钱（生打），桔梗一钱，淡竹茹三钱，天花粉三钱，肥知母四钱，鲜石斛三钱。先用活水芦根二两，鲜淡竹叶四钱，煎汤代水。复诊：病势不衰，陈素信乩方，云：年周花甲，元阳大亏，若再投凉剂，必致生机骤绝，乩示附子理中汤，高丽参、炮姜、附子均重用，陈不敢服。至三候逼发黑紫斑，大显温热明症，热恋阴伤，舌至绛紫而干，始同意复诊，因议大剂化斑，双清气营。生石膏一两（研细），肥知母五钱，生甘草八分，生粳米三钱（荷叶包），玄参五匕，犀角粉一钱（药汤调下）。继以甘凉频投，如吴氏五汁饮之类，至四候热退净而愈，然亦险也。(《重印全国名医验案类编》)

（八）湿热

【原文】

且吾吴湿邪害人最广，如面色白者，须要顾其阳气，湿盛则阳微也，法应清凉，然到十分之六七，即不可过于寒凉，恐成功反弃，何以故耶？湿热一去，阳亦衰微也；面色苍者，须要顾其津液，清凉到十分之六七，往往热减身寒者，不可就云虚寒而投补剂，恐炉烟虽熄，灰中有火也，须细察精详，方少少与之，慎不可直率而往也。又有酒客里湿素盛，外邪入里，里湿为合。在阳旺之躯，胃湿恒多；在阴盛之体，脾湿亦不少，然其化热则一。热病救阴犹易，通阳最难，救阴不在血，而在津与汗，通阳不在温，而在利小便，然较之杂证，则有不同也。(9)

【按语】

本条涉及内容广泛，主要阐述湿热为病与体质的关系及其治疗原则。

1. 阳虚体质外感湿热的治疗　湿为阴邪，其性重着，易伤阳气。叶天士为江苏苏州人，江南地域多江河湖海，湿气弥漫，往往容易感受湿邪。湿热为患因体质而异，面白无华之人，素体阳气不足，感受湿热则湿胜阳微，故在治疗上需把握分寸，运用寒凉之品适可而止，邪热退至十之六七，就该调整方药，否则过用就会损伤阳气，使湿热病从阴化寒转为寒湿病，反而造成恶果。

2. 阴虚体质外感湿热的治疗　阴虚火旺体质的患者多面色青暗晦滞，易动内火，使湿随热化。湿热兼有阴虚在治疗上宜清热化湿，兼顾津液，犹忌温补。即使在病之后期，热退身凉时，也不可骤用温补，避免死灰复燃，煎熬营血。

3. 湿热病形成的主要机理　①外感之湿与内生之湿结合而发病。外在湿邪四时均可见，侵入人体而为病，以长夏为盛。脾胃健运失司，水液代谢异常而蕴内湿，尤多见于平素嗜酒之人。外湿入侵，与内湿相合酿成湿热病。②湿热病以脾胃为中心，随体质不同，病机发生转化。脾为至阴之脏，胃为水谷之海，脾为阴土，胃为阳土。阳盛体质的人多有胃热，呈现热重于湿，病变中心在胃。阳虚体质的人多为脾阳不足，湿邪停聚，呈现湿重于热，病变中心在脾。但两种病证都可从阳化热，由湿热病转化为温热病，此时宜用清法。

4. 热病救阴及湿热病通阳的治疗　①热病救阴易，湿热病通阳难。温病化燥伤阴，热病伤阴是温病的一般规律，救阴补津液为正治法，治疗相对较容易；湿热病中湿邪阻碍气机，阳气不能布达于外，热邪作祟又伤阴。通阳则恐伤阴，养阴助湿阻碍阳气通达，两相矛盾，治疗难度较大。②救阴不在血，而在津与汗。救阴的目的不在于滋补阴血，而是补充津液，预防处方过多损伤津液。③通阳不在温，而在利小便。湿易阻碍气机，故治疗重点为宣畅气机。淡渗利水，令湿邪从小便而去，湿去气通，阳气自然布达。④温病与杂病治疗不同。温热病是外感温邪而起，温热伤阴主要是耗伤津液，而非血虚。内伤杂病阴虚，或由先天不足，或由情志所伤，多为肝肾之阴亏损，乙癸同源，肝血肾精相互化生，所以杂病常滋阴、补血同用，此法用于温病则易阻碍气机，两者区别甚大。

【执医考点】

“且吾吴湿邪害人最广，如面色白者……则有不同也。”

【链接】

初十日，某（失其年月并人年岁）。六脉俱弦而细，左手沉取数而有力，面色淡黄，目白睛黄。自春分午后身热，至今不愈。曾经大泻后，身软不渴，现在虽不泄泻，大便久未成条，午前小便清，午后小便赤浊。与湿中生热苦辛寒法。飞滑石六钱，茵陈四钱，苍术炭三钱，云茯苓皮五钱，杏仁三钱，晚蚕沙三钱，生薏苡仁五钱，黄芩二钱，白通草一钱五分，海金沙四钱，山连一钱，煮三碗，分三次服。

十三日，于前方内去苍术炭，加石膏，增黄连、黄芩。（《吴鞠通医案》）

二、《温病条辨》

学习目标

1. 素质目标 通过对原文的学习，增强对中医药文化和中华文明的自信。

2. 知识目标 掌握《温病条辨》对风温、温热、温疫、暑温、湿温、伏暑、秋燥、温毒等病变病名，病因病机的认识和主要的治法方药；三焦证候的病证特点和治疗大法。

3. 能力目标 学会运用三焦的病证特点，指导中医临床实践。

（一）温病大纲

【原文】

温病者，有风温、有温热、有温疫、有温毒、有暑温、有湿温、有秋燥、有冬温、有温疟。（上焦篇1）

风温者，初春阳气始开，厥阴行令①，风夹温也。温热者，春末夏初，阳气弛张②，温盛为热也。温疫者，厉气③流行，多兼秽浊，家家如是④，若役使然也⑤。温毒者，诸温夹毒，秽浊太甚也。暑温者，正夏之时，暑病之偏于热者也。湿温者，长夏初秋，湿中生热，即暑病之偏于湿者也。秋燥者，秋金燥烈之气也。冬温者，冬应寒而反温，阳不潜藏，民病温也。温疟者，阴气先伤，又因于暑，阳气独发也。

【注释】

①厥阴行令：厥阴风木主令。

②阳气弛张：阳气较盛。

③厉气：即“疠气”，或作“戾气”。

④家家如是：家家户户都有人发病。

⑤若役使然也：就好像分担劳役似的。

【释文】

温病的范围包括风温、温热、瘟疫、温毒、暑温、湿温、秋燥、冬温、温疟等多种外感病。

温病的发生与特定的季节、气候及某些致病因素相关。比如风温的发生，是由于初春阳气开始发动，厥阴风木主令，风邪夹温侵袭人体，而成风温病。温热病，发生在春末夏初，阳气较盛，温化为热侵袭人体，易致温热病。瘟疫的特点是感受厉气，并兼有秽浊，相互传染，以致家家户户都有人发病，就好像分担劳役似的。温毒是在感受各种温邪的同时夹有毒邪，秽浊之气较重。暑温发生在盛夏之时，是感受暑邪而暑热证候明显。湿温发生在夏末秋初的长夏，天暑下迫，地湿上蒸而形成湿热，是感受暑邪而湿热症候明显。秋燥发生在秋高气爽、气候干燥的时候，感受燥邪致病。冬温是指冬季气候应寒反暖，阳气不能潜藏，人们易在这样的冬季感受温邪而引发温病。发生温疟是因为阴气本已耗伤，又感受暑邪，而阳热亢盛。

【按语】

诸家论温，有顾此失彼之病，故是编首揭诸温之大纲，而名其书曰《温病条辨》。本条论述了温病大纲，即温病的范围及病因。

吴氏在王叔和《伤寒例》的基础上，根据病因和发病季节，将温病分为九种，即条文所述之九种温病。初春感受风热，以肺卫、表热证为主者称风温；春末夏初感受温热，以里热证为主者，称为温热（实指春温）；温疫是一种由厉气秽浊之邪导致的，能互相传染，引起流行的温病；温毒则是除温病一般见症外，尚有局部肿毒特征的温病，以腮肿、头面肿、喉肿痛等为特征；暑温是盛夏发生的以热盛为主的暑病，以身热、面赤、口渴等为特征；湿温是长夏初秋发生的湿热性温病，以身热不扬、胸脘痞闷、头身重痛等为特征，病势缓慢、缠绵，病程较长；秋燥是秋季感受燥热病邪而致的温病，以咳嗽、口鼻干燥等为特征；冬温为冬季感受温热之气而致的温病，以身寒热、咽肿痛为特征；温疟是阴气先伤，夏伤于暑，阴伤而阳热亢盛的一种疟疾，以寒热发作有定时，但以寒少热多为特征。

【执医考点】

“温病者，有风温、有温热……有冬温、有温疟。”

（二）上焦篇

【原文】

太阴风温、温热、温疫、冬温，初起恶风寒者，桂枝汤主之。但热不恶寒而渴者，辛凉平剂，银翘散主之。温毒、暑温、湿温、温疟，不在此例。（上焦篇 4）

桂枝汤方

桂枝六钱，芍药三钱（炒），炙甘草二钱，生姜三片，大枣二枚（去核）。

煎法服法，必如《伤寒论》原文而后可，不然，不惟失桂枝汤之妙，反生他变，病必不除。

银翘散方

连翘一两，银花一两，苦桔梗六钱，薄荷六钱，竹叶四钱，生甘草五钱，芥穗四钱，淡豆豉五钱，牛蒡子六钱。

上杵为散，每服六钱，鲜苇根汤煎，香气大出，即取服，勿过煮。肺气取轻清，过煮则味厚而入中焦矣。病重者约二时一服，日三服，夜一服，轻者三时一服，日二服，夜一服，病不解者，作再服。盖肺位最高，药过重则过病所，少用又有病重药轻之患，故从普济消毒饮，时时轻扬法。今人亦间有用辛凉法者，多不见效，盖病大药轻之故，一不见效，遂改弦易辙，转去转远，即不更张缓缓延至数日后，必成中下焦证矣。胸膈闷者加藿香三钱，郁金三钱，护膻中①。渴甚者加花粉。项肿咽痛者加马勃、元参。衄者去芥穗、豆豉，加白茅根三钱，侧柏炭三钱，栀子炭三钱。咳者加杏仁利肺气。二三日病犹在肺，热渐入里，加细生地、麦冬保津液；再不解，或小便短者加知母、黄芩、栀子之苦寒，与麦、地之甘寒，合化阴气，而治热淫所胜。

方论：温病忌汗，汗之不惟不解，反生他患。盖病在手经，徒伤足太阳无益也；病自口鼻吸受而生，徒发其表亦无益也。且汗为心液，心阳受伤，必有神明内乱，谵语颠狂，内闭外脱之变。再，误汗虽曰伤阳，汗乃五液之一，未始不伤阴也。《伤寒论》曰："尺脉微者为里虚，禁汗。"其义可见。其曰伤阳者，特举其伤之重者而言之耳。温病最善伤阴，用药又复伤阴，岂非为贼立帜乎？此古来用伤寒法治温病之大错也。至若吴又可开首立一"达原饮"，其意以为直透膜原，使邪速溃，其方施于藜藿②壮实人之温疫病，容有愈者，芳香辟秽之功也。若施于膏粱纨绔③，及不甚壮实人，未有不败者。盖其方中首用槟榔、草果、厚朴为君，夫槟榔，子之坚者也，诸子皆降，槟榔苦辛而温，体重而坚，由中走下，直达肛门，中、下焦药也。草果亦子也，其气臭烈大热，其味苦，太阴脾经之劫药也；厚朴苦温，亦中焦药也，岂有上焦温病，首用中下焦苦温雄烈劫夺之品，先动少阴津液之理！知母、黄芩，亦皆中焦苦燥里药，岂可用乎？况又有温邪游溢三阳之说，而有三阳经之羌活、葛根、柴胡加法，是仍以伤寒之法杂之，全不知温病治法，后人止谓其不分三焦，犹浅说也，其三消饮加入大黄、芒硝，惟邪入阳明，气体稍壮者，幸得以下而解，或战汗而解，然往往成弱证，虚甚者则死矣。况邪有在卫者、在胸中者、在营者、入血者，妄用下法，其害可胜言耶？岂视人与铁石一般，并非气血生成者哉？究其始意，原以矫世医以伤寒治病温之弊，颇能正陶氏之失，奈学未精纯，未足为法。至喻氏、张氏多以伤寒三阴经法治温病，其说亦非，以世医从之者少，而宗又可者多，故不深辩耳。本方谨遵《内经》“风淫于内，治以辛凉，佐以苦甘；热淫于内，治以咸寒，佐以甘苦”之训（王安道《溯洄集》亦有温暑当用辛凉，不当用辛温之论，谓仲景之书，为即病之伤寒而设，并未尝为不即病之温暑而设。张凤逵集治暑方，亦有暑病首用辛凉，继用甘寒，再用酸泄酸敛，不必用下之论。皆先得我心者）。又宗喻嘉言芳香逐秽之说，用东垣清心凉膈散，辛凉苦甘。病初起，且去入里之黄芩，勿犯中焦；加银花辛凉，芥穗芳香，散热解毒；牛蒡子辛平润肺，解热散，除风利咽；皆手太阴药也。合而论之，经谓“冬不藏精，春必温病”，又谓“藏于精者，春不病温”，又谓“病温虚甚死”，可见病温者，精气先虚。此方之妙，预护其虚，纯然清肃上焦，不犯中下，无开门揖盗④之弊，有轻以去实⑤之能，用之得法，自然奏效，此叶氏立法，所以迥出诸家也。

【注释】

①膻中：即心包。

②藜藿：原指（吃）野菜，泛指（吃）粗劣的饭菜。

③膏粱纨绔：借指富贵人家子弟。膏粱，肥肉和细粮；纨绔，细绢做的裤子。

④开门揖盗：开门请强盗进来，招来祸患。此喻招致外邪入内。揖，拱手作礼。

⑤轻以去实：以辛凉轻清之剂治疗有实邪的病证。

【释文】

本条论述温病初起，邪在卫分的证治及治忌。

风温、温热、温疫、冬温，邪在手太阴肺经，初期有怕风怕冷的表现，可用桂枝汤治疗。只发热，而没有怕风、怕冷的症状，并伴有口渴，用辛凉平剂银翘散治疗。温毒、暑温、湿温、温疟，不属于这一范围。

【方义】

辛凉平剂银翅散是温病初起，邪在卫分的代表方，是治疗温病上焦证的首方，从其药物组成来看，是辛凉为主，而稍佐辛温、芳香之品，药性平正不偏，共成辛凉平和之剂。

【按语】

本条论述了风温、温热、温疫、冬温 4 种温病初起，邪在卫分的证治。吴氏以“恶风寒”和“不恶寒”作为药用辛温和辛凉的依据，但临证时尚应结合其他表现互参。恶风寒较重系表邪偏盛，可借辛温之剂暂解其表，但不可投麻、桂之类辛温峻汗之剂，更不可过用、再用，以免助热化燥。恶寒较轻而热重者，用银翅散之辛凉以疏解之。银翘散的煎服方法甚为讲究，临床加减，灵活有度，应细心体会。至于暑温等病，因初起邪犯部位不一，而治法自异，故曰“不在此例”。

吴氏对温病忌汗的论述颇为精辟，所谓“忌汗”是指麻桂等辛温开表发汗之品而言，至于桑、菊、薄荷等辛凉透邪之品，则不在忌例。

【执医考点】

“太阴风温、温热、温疫……湿温、温疟，不在此例。”（上焦 4 条）

【链接】

某男。身热自汗出而不能解者，是为风温。病 5 日，从未得便。凡温邪皆下不嫌早。粉葛 9g，淡黄芩 9g，地枯萝 12g，春柴胡 9g，连翘 9g，望江南 30g，栀子 9g，菊花 9g，赤茯苓 9g，郁李仁 12g。患者服本方 3 剂后，即热退身凉。其后曾因纳谷欠香，神倦，复诊 2 次。先生以异功散加味给予调理善后。由此足见“温邪下不嫌早”，确是经验之谈。方中郁李仁、望江南均是通便药，而望江南通便作用缓和而可靠，且无腹痛和继发便秘等副作用，因此用于热性病很是安全，但此药必须浓煎，否则效果较差。（《章次公临证医案》）

【原文】

太阴温病，血从上溢[①]者，犀角地黄汤合银翘散主之；有中焦病者，以中焦法治之。若吐粉红血水者，死不治；血从上溢，脉七八至以上，面反黑者，死不治。可用清络育阴法。（上焦篇 11）

血从上溢，温邪逼迫血液上走清道，循清窍而出，故以银翘散败温毒，以犀角地黄清血分之伏热，而救水即所以救金也。至粉红血水非血非液，实血与液交迫而出，有燎原之势，化源速绝；血从上溢，而脉至七八至，面反黑，火极而似水，反兼胜已之化也，亦燎原之势莫制，下焦津液亏极，不能上济君火[②]，君火反与温热之邪合德，肺金其何以堪，故皆主死。化源绝，乃温病第一死法也。

仲子曰：敢问死？孔子曰：未知生，焉知死？瑭以为医者不知死，焉能救生？细按：温病死状百端，大纲不越五条。在上焦有二：一曰肺之化源绝者，死；二曰心神内闭，内闭外脱者，死。在中焦亦有二：一曰阳明太实，土克水者，死；二曰脾郁发黄，黄极则诸窍为闭，移浊塞窍者，死。在下焦，则无非热邪深入，消铄津液，涸尽而死也。

犀角地黄汤方（甘咸微苦法）

干地黄一两，生白芍三钱，丹皮三钱，犀角三钱。

水五杯，煮取二杯，分二次服，渣再煮一杯服。

银翘散已用过表药者，去豆豉，芥穗，薄荷。

【注释】

①血从上溢：指血从面部各窍而出。这里指口、鼻出血。

②君火：心火。

【释文】

手太阴肺经感邪而发的温病，热入血分，迫血妄行，使血液从上部溢出，出现咳血、吐血等症状，应当用犀角地黄汤配合银翘散来治疗。见到中焦证的表现，就按邪在中焦来治疗。如果吐粉红色血水，说明是死症治不了；如果血液从眼、口、鼻、耳溢出，脉率一息七到八次，面色反而发黑，是病情凶险的表现，难于救治，可以用清热安络、养阴生津的方法治疗。

血从上溢，是温邪迫血妄行，从上部清窍而出，所以用银翘散清解肺中温毒；用犀角地黄汤清解深伏在血分中的邪热，从而达到清热保津，救护肺脏的作用。粉红水不是单纯血液，也不是单纯的津液，实际上是血分邪热炽盛，交迫水和血液从上吐出。反映了邪热极其亢盛，形成燃原之势，肺的化源迅速枯竭。血液从上溢出，脉搏达到一息七八次以上，且面色发黑，是火热到了极点反而出现水的本色；火盛却表现出水克火的特点，称为“胜已之化”，因为火热极盛而无法抑制，下焦津液已极度亏虚，不能上济心火，心火与温热之邪相合，肺脏怎么能够承受？所以这都是死证。肺的生化之源枯竭，是温病死亡的第一原因。

仲子曾经问孔子：“能请教一下关于死亡的道理吗？”孔子回答说：“连生的道理都没有弄清楚，怎么能知道死的道理呢？”我认为做医生不知道死亡的原因，怎么能够挽救人的生命呢？仔细想想，导致温病死亡的原因有上百种，但都没有超越这五条：一是肺的生化之源枯竭导致死亡；二是心神被邪闭阻于内，导致内闭外脱而死；在中焦的原因也有两条，一是阳明腑实，肾阴耗竭而死；二是脾经湿热郁蒸，发为黄疸，黄疸严重时，污积闭塞清窍而死。在下焦的原因，无非是热邪深入，耗伤津液，真阴枯竭而亡。

【方义】

方中犀角（水牛角代）清热凉血，并能解毒；生地黄养阴清热，凉血止血；赤芍凉血化瘀；牡丹皮泄血中伏热，凉血散瘀。四药合用，清热之中兼以养阴，使热清血宁而无耗血之虑；凉血之中兼以散瘀，使血止而无留瘀之弊。

【按语】

本条论温热毒邪入血伤络，而口、鼻出血的辨证和治法。

温病在发病过程中，出现吐血和鼻腔流血，这是温热毒邪入血伤络，迫血妄行，上循清窍而从口鼻出。但由于出现的阶段不同，治法也不能尽同。如早期，多为温邪怫郁，热灼肺阴，迫血伤络而血从上溢，必有发热，头目昏痛，面赤口渴，或胸背红疹，舌绛，脉浮数等症状，由于这时病主在上，邪伤血络，治法既要除上焦温热，又要凉血安络。所以，用银翘散的辛凉宣透，以解热毒，犀角地黄汤的凉血益阴，以宁血络，合之共达退热止血的目的。这对于发病就犯血络的温热毒邪所致的病证（如“出血热”）确是一个很有效的疗法。当然，一般的温热病，早期也往往有见衄血的，当即用此，似有药过于病之嫌。如《伤寒论》所谓：“太阳病……表证仍在，此当发其汗，服药已微除，其人发烦，目瞑，剧者必衄，衄乃解”，以及“发热身无汗，自衄者愈”。此是阳气盛，迫血上逆，衄后热随血泄之故。温热毒邪虽较伤寒化火为甚，但较之中焦病，还是不太盛而易于外越。治应根据银翘散加减法中的“衄者去芥穗、豆豉，加白茅根、侧柏炭、栀子炭”的原则，就不一定用犀角地黄汤重剂了。

如果在中期，邪传中焦，气热过盛，或热结于肠，以致动血伤络，迫血上溢，必有壮热，烦渴，汗多，或腹满便结，苔黄燥，脉洪数或沉数等症状。这时的出血，既是中焦实热所导致，治疗应以清下法为主，如白虎汤、承气汤之类，可以随证选用。当然，中期出血较之病初起时，是要重得多，如选用上方，还必须加一定的清血、活血、止血之品，如犀角、生地、丹皮、茜草、小蓟、茅根、藕节等药。这样不但使热毒可清，燥结可去，而且更可使血热清、脉络宁而血自止。

【执医考点】

“太阴温病，血从上溢者……可用清络育阴法。”

【原文】

太阴温病，寸脉大，舌绛而干，法当渴，今反不渴者，热在营中①也，清营汤去黄连主之。（上焦篇 15）

渴乃温之本病，今反不渴，滋人疑惑；而舌绛且干，两寸脉大，的系温病。盖邪热入营，蒸腾营气上升，故不渴，不可疑不渴非温病也。故以清营汤清营分之热，去黄连者，不欲其深入也。

清营汤方（咸寒苦甘法）

犀角三钱，生地五钱，元参三钱，竹叶心一钱，麦冬三钱，丹参二钱，黄连一钱五分，银花三钱，连翘二钱（连心用）。

水八杯，煮取三杯，日三服。

【注释】

①热在营中：热邪深入营分。

【释文】

本条阐述了手太阴温病营分证的证治。手太阴肺经感邪而得的温病，见到寸脉大，舌红绛而干，理应口渴，现在反而不渴，是因为邪热已经深入营分，可以用清营汤去黄连来治疗。口渴是温病的常见症状之一，现在反而不渴，容易使人产生疑惑；但是舌质红绛而干，两寸脉大，也确实是温病。因为邪热深入营分后，蒸腾营气上布于口，所以口不渴，不能因为不口渴就怀疑不是温病。所以用清营汤清营分热，因为黄连味苦性燥耗伤营阴，且性质沉降，去黄连，以防止病邪深入。

【方义】

清营汤方中用犀角咸寒清解营分之热毒，为君药；热甚伤阴，故以玄参、生地、麦冬甘寒清热养阴，共为臣药；佐以苦寒之黄连，清气分未尽之邪，兼能清心除烦，竹叶心清心除烦，导心热下行，从小便出；连翘、金银花清心解毒，并透热于外，使热邪转出气分而解；丹参清热凉血，并能活血，以防血与热结，亦为佐药。诸药合用，共奏清营解毒、透热养阴之效。

【按语】

论温病初期，热邪直入营分的症状和治法。

温病始于上焦，在手太阴。今病初起，脉见两寸独大，是上焦热重，也是手太阴温病所应有的脉象。从舌干燥、色绛，就可知病位虽在上焦，病邪不在卫、气，而是直入营分了。因为“舌绛”在温病中是热入营分的一个重要征象，所以，本条辨证的第一个着眼点是“舌绛而干”四字，第二个着眼点是“今反不渴”一句。因为温为热邪，最易伤津，渴是其必有的症状。邪入营分，热蒸营气升腾，则舌虽无津而口反不渴。当然，所谓“反不渴”，是与卫分的微渴和气分的大渴相比较而言的。在这里应注意一个“干”字，即舌干燥。如舌苔滑润或上罩一点薄腻灰白苔而口不渴，就系“湿温”而非本证了，应当详辩。病在营分，当以清营分热邪为主。用清营汤去黄连者，以黄连味苦入心化燥之故。

【执医考点】

“太阴温病，寸脉大，舌绛而干……清营汤去黄连主之。”

【链接】

肝脓疡病后高热不退：魏某，女，12岁。1980年9月因患肝脓疡经某医院治疗月余，肝区疼痛消失，临床检验指标全部正常，唯持续高热（39～40℃）不退，经多方治疗无效来诊。患者病后余热未清，邪热客留营血，耗伤营阴，阴液已伤，无力自复，故高热不退。遂投清营汤：犀角1g（冲服），黄连、连翘、紫草各10g，生地黄、丹参、金银花、黄芩各15g，玄参、麦冬、鲜竹叶心、牡丹皮各20g，生石膏30g，知母12g。2剂后热退身凉。［魏茂国．清营汤辨治病后发热验案举隅．湖北中医杂志，2003，25（5）：41.］

【原文】

邪入心包，舌謇[①]肢厥，牛黄丸主之，紫雪丹亦主之。（上焦篇17）

厥者，尽也。阴阳极造其偏，皆能致厥。伤寒之厥，足厥阴病也。温热之厥，手厥阴病也。舌卷囊缩，虽同系厥阴现证，要之，舌属手，囊属足也。盖舌为心窍，包络代心用事，肾囊前后，皆肝经所过，断不可以阴阳二厥混而为一。若陶节庵所云“冷过肘膝，便为阴寒”，恣用大热。再热厥之中，亦有三等：有邪在络居多，而阳明证少者，则从芳香，本条所云是也；有邪搏阳明，阳明太实，上冲心包，神迷肢厥，甚至通体皆厥，当从下法，本证载入中焦篇；有日久邪杀，阴虧而厥者，则从育阴潜阳法，本论载入下焦篇。

安宫牛黄丸方

牛黄一两，郁金一两，犀角一两，黄连一两，朱砂一两，梅片二钱五分，麝香二钱五分，真珠五钱，山栀一两，雄黄一两，金箔衣黄芩一两。

上为极细末，炼老蜜为丸，每丸一钱，金箔为衣，蜡护。脉虚者人参汤下，脉实者银花薄荷汤下，每服一丸。兼治飞尸卒厥，五痫中恶，大人、小儿痉厥之因于热者。大人病重体实者，日再服，甚至日三服；小儿服半丸，不知，再服半丸。

紫雪丹方（从《本事方》去黄金）

滑石一斤，石膏一斤，寒水石一斤，磁石（水煮，捣，煎去渣，入后药）二斤，羚羊角五两，木香五两，犀角五两，沉香五两，丁香一两，升麻一斤，元参一斤，炙甘草半斤。

以上八味，共捣锉，入前药汁中煎，去渣，入后药：朴硝、硝石各二斤，提净，入前药汁中，微火煎，不住手将柳木搅，候汁欲凝，再加入后二味：辰砂研细，三两，麝香研细，一两二钱，入煎药，拌匀，合成，退火气，冷水调服一二钱。

【注释】

①蹇：舌头短缩僵硬，不能灵活运动。

【释文】

本条论述邪入心包的证治及厥证产生的机理治法。温病热邪内闭心包，出现舌体转动不灵、四肢厥冷的症状，可选用安宫牛黄丸治疗，也可用紫雪丹治疗。

厥，就是尽头的意思。如果阴阳偏盛到了极点，就可以引起厥。伤寒病中的厥证，属足厥阴肝经病变。温热病中的厥证，是手厥阴心包经的病变。舌头卷曲不能伸直，阴囊上缩，虽然都是厥阴病症，但要点是，舌体属于手厥阴心包经，阴囊属足厥阴肝经。舌为心之苗，心包代心行事。而阴囊前后都是足厥阴肝经的循行部位，因此，临床上不能把阴厥和阳厥相混淆。陶节俺曾说过“四肢厥冷超过肘膝，就是阴寒证”，据此有医家肆意使用热性药物。热厥有三种情况，较为常见的是邪犯心包，而阳明热盛的表现较少，治疗采用芳香开窍的方法，也就是本条所论述的这种情况，有的是邪传阳明，造成阳明腑实，邪热上扰心包，而出现神识昏迷，四肢厥冷，严重的患者有全身厥冷的表现，应当用攻下腑实的方法，还有就是温病迁延日久，邪热虽已退去，但阴液极度亏虚而出现厥证，治疗采用育阴潜阳。

【方义】

1. 安宫牛黄丸：此芳香化秽浊而利诸窍，咸寒保肾水而安心体，苦寒通火腑而泻心用之方也。牛黄，得日月之精，通心主之神，犀角主治百毒、邪鬼瘴气；真珠得太阴之精，而通神明，合犀角补水救火；郁金，草之香，梅片，木之香，雄黄，石之香；麝香，乃精血之香。合四香以为用，使闭錮之邪热，温毒深在厥阴之分者，一齐从内透出，而邪秽自消，神明可复也。黄连泻心火，栀子泻心与三焦之火，黄芩泻胆、肺之火，使邪火随诸香一齐俱散也。朱砂补心体，泻心用，合金箔坠痰而镇固，再合真珠、犀角为督战之主帅也。

2. 紫雪丹：诸石利水火而通下窍。磁石、玄参补肝肾之阴而上济君火。犀角、羚羊泻心、胆之火。甘草和诸药而败毒，且缓肝急。诸药皆降，独用一味升麻，盖欲降先升也。诸香化秽浊，或开上窍，或开下窍，使神明不致坐困于浊邪而终不克复其明也。丹砂色赤，补心而通心火，内含汞而补心体，为坐镇之用。诸药用气，硝独用质者，以其水卤结成，性峻而易消，泻火而散结也。

【按语】

邪入心包到了舌体转动不灵、四肢厥冷的时候，其神昏程度亦重，病情更为复杂，此时舌质必绛，脉必沉细，故急用牛黄丸、紫雪丹清心化痰开窍。

厥证虽均表现为手足厥冷，但其性质有寒热之分，病位有手足厥阴之异。寒厥多见于伤寒，乃因阳气大衰，阴寒内盛所致，可见囊缩，因肾囊前后为厥阴肝经循行之地。热厥多见于温病，乃因邪热内闭，阳气不能外达所致，可见舌卷，因舌为心窍，手厥阴包络代心用事，故也。但上述之区分是相对而言的，伤寒中也有邪热内郁而致热厥者，温病中也不乏阳气外脱而致寒厥者，临证时应予详细区别。

吴氏认为热厥可分为三类：上焦病见热厥以邪在心包络居多，当以芳香开窍为法，可取安宫牛黄丸或紫雪丹或至宝丹。中焦则因阳明太实，上冲心包，当急下存阴，可取承气汤。下焦热厥，多阴虚风动，当育阴潜阳，可用三甲复脉汤或大定风珠。吴氏对热厥内容的具体和完善，在临床上颇具指导意义。

【执医考点】

“邪入心包，舌蹇肢厥，牛黄丸主之，紫雪丹亦主之。”

【链接】

姚某，32岁，风温误认为伤寒发表，致令神呆谵语，大便稀水不爽，现在脉浮，下行极而上也；先渴今不渴，邪归血分也。

连翘二钱，金银花二钱，玄参二钱，竹叶心一钱，牡丹皮一钱，犀角一钱，桑叶一钱，甘草一钱，麦冬二钱，牛黄清心丸（三次服六丸）。（《吴鞠通医案》）

【原文】

头痛恶寒，身重疼痛，舌白不渴，脉弦细而濡，面色淡黄，胸闷不饥，午后身热，状若阴虚，病难速已，名曰湿温。汗之则神昏耳聋，甚则目瞑[①]不欲言，下之则洞泄[②]，润之则病深不解，长夏深秋冬日同法，三仁汤主之。（上焦篇43）

头痛恶寒，身重疼痛，有似伤寒，脉弦濡，则非伤寒矣。舌白不渴，面色淡黄，则非伤暑之偏于火者矣。胸闷不饥，湿闭清阳道路也。午后身热，状若阴虚者，湿为阴邪，阴邪自旺于阴分，故与阴虚同一，午后身热也。湿为阴邪，自长夏而来，其来有渐，且其性氤氲黏腻，非若寒邪之一汗即解，温热之一凉即退，故难速已。世医不知其为湿温，见其头痛恶寒身重疼痛也，以为伤寒而汗之，汗伤心阳，湿随辛温发表之药蒸腾上逆，内蒙心窍则神昏，上蒙清窍则耳聋目瞑不言。见其中满不饥，以为停滞而大下之，误下伤阴，而重抑脾阳之升，脾气转陷，湿邪乘势内渍，故洞泄。见其午后身热，以为阴虚而用柔药润之，湿为胶滞阴邪，再加柔润阴药，二阴相合，同气相求，遂有锢结而不可解之势。惟以三仁汤轻开上焦肺气，盖肺主一身之气，气化则湿亦化也。湿气弥漫，本无形质，以重浊滋味之药治之，愈治愈坏。

三仁汤方

杏仁五钱，飞滑石六钱，白通草二钱，白蔻仁二钱，竹叶二钱，厚朴二钱，生薏仁六钱，半夏五钱。

甘澜水③八碗，煮取三碗，每服一碗，日三服。

【注释】

①瞑：双目紧闭。

②洞泄：原指食后即腹泻，泻下完谷不化，此指泻下无度。

③甘澜水：也称劳水。即把水放在盆内，用瓢将水扬起来、倒下去，如此反复多次，看到水面上有无数水珠滚来滚去便是。

【释文】

患者头痛、恶寒，身体困重疼痛，舌苔白腻，口不渴，脉象弦细而濡，面色淡黄，胸闷不舒，无饥饿感，午后发热明显，和阴虚发热症状相似，这种病难以很快治愈，称为湿温。对于湿温的治疗，如果误用辛温发汗的方法，会导致神志昏蒙，耳聋，甚至双目紧闭、不想说话。如果误用苦寒攻下的方法，会导致大便泄泻，如果误用滋阴的方法，病邪便深藏于里不易治愈。本病不论发生在长夏、深秋、还是冬天，都用相同的治法，用三仁汤来治疗。

【方义】

方中以三仁为君药，其中杏仁苦温宣畅上焦肺气，使气化则湿亦化，此即开上；白蔻仁芳香化湿，行气宽中，宣畅脾胃，此即畅中；薏苡仁利湿清热而健脾，疏导下焦，使湿热从小便而去，此即渗下。配伍滑石、通草、竹叶甘寒淡渗，利湿清热，疏导下焦，使湿有出路，三药为臣药。半夏燥湿和胃，止呕除痞，厚朴行气化湿，二药又可使寒凉之品清热而不碍湿，共为佐药。本方药性平和，无温燥辛散太过之弊，有宣上畅中渗下、上下分消之功，可使气畅湿行，暑解热清，脾运复健，三焦通畅，诸症自除。

【按语】

本条论述湿温初起的证治及治禁。

治疗湿温病，当详辨湿、热两邪之偏重，临床不必拘泥于原方。需按温热两邪之偏重灵活用药。湿邪重浊，有向下发展的趋势，故湿邪在上焦较少见，或湿邪停留在上焦的时间较短暂，多见于停留在中焦脾胃。治疗时应当详细地与伤寒、食滞、阴虚进行鉴别。湿温病的治疗原则是分利湿热，湿热同治，湿去则热自清。若只以温药治湿则助其热，只以寒药治则助其湿，故湿热同治，方以三仁汤为代表。

【执医考点】

“头痛恶寒，身重疼痛……三仁汤主之。”

【链接】

李某，女，3岁，因发烧四天，嗜睡两天，于1964年8月26日住某医院。

住院检查摘要：神志尚清，微烦，转侧不安似有头痛。体温38.7℃，呼吸26次/分，脉搏126次/分，发育营养中等，心肺（-），腹软无压痛。神经系统检查：瞳孔对光反射存在，腹壁反射可引出，颈部微有抵抗，巴氏征（+），克氏征（-）。脑脊液检查：潘氏试验（+），糖1～5管（+），细胞总数1038/立方毫米，白细胞114/立方毫米，氯化物628毫克%，糖62毫克%，蛋白110毫克%。血化验：白细胞18600/立方毫米，中性87%，淋巴12%。

临床诊断：流行性乙型脑炎（极重型）。

病程与治疗：患者于8月23日开始精神不振，呕吐，身热，第二日下午体温达39℃，再呕吐五、六次，予退热剂，体温不减，第三日即见嗜睡，第四日入院。入院后，先予黄连、香薷，冲服紫雪散，第二日体温升高至40℃，加服牛黄抱龙丸，注射安乃近，第三日体温仍持续在40℃左右，但汗出较多，呼吸发憋，频率50次/分，脉搏130次/分，呈现半昏迷状态，瞳孔对光反应迟钝，腹壁、膝腱反射消失，前方加至宝散二分，分二次服，病情继续恶化。

8月28日请蒲老会诊：神志出现昏迷，不能吞咽，汗出不彻，两目上吊，双臂抖动，腹微满，大便日二次，足微凉，脉右浮数，左弦数，舌质淡红、苔白腻微黄，属暑湿内闭，营卫失和，清窍蒙蔽，治宜通阳开闭。

处方：薏苡仁四钱，杏仁二钱，白蔻仁一钱，法半夏二钱，厚朴二钱五分，滑石四钱（布包煎），白通草一钱五分，淡竹叶一钱五分，鲜藿香一钱，香木瓜一钱，局方至宝丹半丸（分冲）。

水煎服250毫升，每次服50毫升，三小时服一次。

8月29日复诊：药后汗出较彻，次日体温下降至37.6℃，目珠转动灵活，上吊消失，吞咽动作恢复，神志渐清，可自呼小便等，原方去藿香、竹叶，加酒芩八分，茵陈三钱，陈皮一钱五分，生谷芽四钱。药后三天，全身潮汗未断，头身布满痱疹，双睑微肿，神志完全清醒，但仍嗜睡，舌苔渐化，二便正常，体温正常，神经反射亦正常，继以清热和胃，调理善后，痊愈出院。（《蒲辅周医案》）

（三）中焦篇

【原文】

面目俱赤①，语声重浊②，呼吸俱粗③，大便闭，小便涩，舌苔老黄，甚则黑有芒刺，但恶热，不恶寒，日晡④益甚者，传至中焦，阳明温病也。脉浮洪躁甚者，白虎汤主之；脉沉数有力，甚则脉体反小而实者，大承气汤主之。暑温、湿温、温疟，不在此例。（中焦篇1）

【注释】

①面目俱赤：颜面和眼白都发红。

②语声重浊：声音低沉粗重。

③呼吸俱粗：呼气和吸气都粗而快。

④日晡：下午 3 ～ 5 点。

【释文】

面色及眼睛俱发红，说话声音低沉粗重，呼吸气粗，大便不通，小便排出不畅，舌苔呈老黄色，病情重者可见黑色舌苔伴有芒刺，怕热，不怕冷，下午 3 ～ 5 点发热甚者，向中焦传变，属阳明经温热病，脉浮洪躁甚者，可用白虎汤治疗，脉沉数有力，甚则脉体反小而实者，可用大承气汤，暑温、湿温、温疟，不在此范围。

【按语】

本条论述中焦温病的主要证候和治疗方法，大热、大汗、大渴，脉浮洪躁甚，可用白虎汤，大便秘结、脉沉数有力者，可用大承气汤。

【执医考点】

“面目俱赤，语声重浊……暑温、湿温、温疟，不在此例。”

【链接】

史氏，27 岁，癸丑年七月初一日，温热误汗于前，又误用龙胆芦荟等极苦化燥于后，致七月胎动不安，舌苔正黄，烂去半边，目睛突出眼眶之外，如蚕豆大，与玉女煎加犀角。以气血两燔，脉浮洪数极故也。生石膏 120g，知母 30g，炙甘草 12g，犀角 18g，细生地黄 18g，麦冬 15g，初二日，烦躁稍静，胎不动，余如故。照前方再服三帖。初五日，大便不通，小便数滴而已，溺管痛，舌苔黑，唇黑裂，非下不可。虽有胎，经云：有故无殒，故无殒也。生大黄 18g，玄明粉 12g，川厚朴 3g，枳实 3g，煮两杯，分二次服，得快便即止。初六日，下后脉静身凉，目睛渐收，与甘寒柔润。初十日，复脉汤去刚药。十四日，复脉加三甲。二十日，服专翕大生膏十二斤，至产后弥月方止。(《吴鞠通医案》)

【原文】

阳明温病，下之不通①，其证有五：应下失下②，正虚不能运药③，不运药者死，新加黄龙汤主之。喘促不宁④，痰涎壅滞，右寸实大⑤，肺气不降者，宣白承气汤主之。左尺牢坚⑥，小便赤痛，时烦渴甚，导赤承气汤主之。邪闭心包，神昏舌短⑦，内窍不通，饮不解渴者，牛黄承气汤主之。津液不足，无水舟停者，间服增液，再不下者，增液承气汤主之。(中焦篇 17)

新加黄龙汤（甘苦咸法）

细生地五钱，生甘草二钱，人参一钱五分（另煎），生大黄三钱，芒硝一钱，元参五钱，麦冬五钱，当归一钱五分，海参二条，姜汁六匙。

水八杯，煮取三杯。先用一杯，冲参汁五分、姜汁二匙，顿服之，如腹中有响声，或转矢气者，为欲便也，候一二时不便，再如前法服一杯，候二十四刻不便，再服第三杯。如服一杯即得便，止后服。酌服益胃汤一剂，余参或可加入。

【注释】

①下之不通：服攻下药物大便不下。

②应下失下：应攻下法治疗的病证没能及时攻下。

③正虚不能运药：人体正气虚损，影响了药物的吸收和运化，使其治疗作用不能正常发挥。

④喘促不宁：呼吸气喘、坐卧不安。

⑤右寸实大：右手寸脉实大。

⑥左尺牢坚：左手尺部的脉象实大弦长而硬。

⑦神昏舌短：神志昏迷、舌短难伸。

【释文】

阳明经温热病使用下法后，仍然大便不通，其临床表现和病机共有以下五种情况：①本该用攻下法治疗的没能及时攻下，正气虚极，已无力运化药物，使药物不能发挥作用，常常导致死亡，可用新加黄龙汤治疗。②患者出现呼吸气喘，坐卧不安，喉中痰涎壅阻不畅，脉象右寸实大，是肺气不能肃降所致，可用宣白承气汤治疗。③出现左手尺部的脉象牢坚，伴有小便色红，尿时疼痛，时常感到心烦口渴，应用导赤承气汤治疗。④若热邪内闭心包，出现神志昏迷、舌体短缩，喝水却不能解渴，可用牛黄承气汤治疗。⑤肠道津液不足，大便干燥不下，就像没有水船无法行驶一样，可服用增液汤，即所谓“增水行舟法”，服后仍不解大便，再用增液承气汤。

【方义】

方中大黄、芒硝泄热通便，荡涤肠胃实热积以攻邪，为方中君药。人参、当归益气养血，扶正补虚，运药力行药势以利攻积祛邪，又可使下不伤正，为方中臣药。生地、玄参、麦冬、海参甘寒质润，滋阴养液，既补耗竭之阴液，又能滋润肠燥，以助通便，寓有“增水行舟”之义。甘草益气和中，顾护胃气，又制硝、黄峻猛泻下之力，以防其伤正姜汁和胃止呕防止拒药不纳，同时借其降逆作用，以助通降肠胃气机。二味为方中佐使之用。诸药配伍，泻热通便，益气养阴，邪正兼顾，扶正有助祛邪，祛邪以利安正，共成攻补兼施之剂。

【按语】

本条讲述阳明热结、下之不通的五种变证的治法，阳明腑实证兼见气阴两虚者，用新加黄龙汤；阳明腑实证兼阴虚可用增液汤或增液承气汤治疗；阳明腑实证合并肺气不降者用宣白承气汤；合并小肠热盛者，用导赤承气汤；热闭心包者可用牛黄承气汤。

【执医考点】

“阳明温病，下之不通……再不下者，增液承气汤主之。”

【链接】

王某，初一日，冬温，脉沉细之极，舌赤，面赤，谵语，大便闭，邪机纯然在血分之里，与润下法，与玄参 18g，玄明粉 3g，细生地黄 18g，麦冬 18g，生大黄 15g，牡丹皮 9g，生甘草 6g，煮三杯，先服一杯，得便，止后服，汤药之先，先服牛黄清心丸二丸。初三日，冬温，谵语神昏，皆误表之故，邪在心包，宜急急速开膻中，不然则内闭外脱矣。大便闭，面正赤，昨与润下法未通，经谓下不通，非细故也。得药则呕，忌甘也。先与牛黄清心丸二三丸，以开膻中，继以大承气汤，攻阳明之实。生大黄 24g，玄明粉 9g，枳实 12g，厚朴 6g，玄参 24g，牡丹皮 15g。煮三杯，得便则止，不便再服。(《吴鞠通医案》)

【原文】

阳明温病，无汗，实证未剧，不可下，小便不利者，甘苦合化[①]，冬地三黄汤主之。(中焦篇 29)

大凡小便不通，有责之膀胱不开者，有责之上游结热者，有责之肺气不化者。温热之小便不通，无膀胱不开证，皆上游指小肠而言热结，与肺气不化而然也。小肠火腑，故以三黄苦药通之。热结则液干，故以甘寒润之。金受火刑，化气维艰，故倍用麦冬以化之。

冬地三黄汤方（甘苦合化阴气法）

麦冬八钱，黄连一钱，苇根汁半酒杯（冲），元参四钱，黄柏一钱，银花露半酒杯（冲），细生地四钱，黄芩一钱，生甘草三钱。

水八杯，煮取三杯，分三次服，以小便得利为度。

【注释】

①甘苦合化：苦寒药和甘寒药合用，既能泄热，又可益阴。

【释文】

阳明温病，没有出汗，里实证候不明显，不能用攻下的方法，小便不通利者，可苦寒药和甘寒药合用，既能泄热，又可益阴，可用冬地三黄汤治疗。

【方义】

方中用黄连、黄柏、黄芩，苦寒清泄小肠热结，配麦冬、玄参、生地即增液汤，甘寒清热养阴，且麦冬重用以强阴津，增化源，佐以苇根汁、银花露甘凉濡润以滋养阴液，且银花露气味芳香，既清热养阴，又醒胃悦脾以启化源。全方苦寒与甘寒合用共奏泄热结、滋阴液之功。且苦寒能化甘寒濡腻之性，甘寒又能制苦寒燥烈之气。

【按语】

本条指出阳明温病小便不利的治法，实证未剧，故不可下，出现小便不利，一方面由于小肠热盛，另一方面是热邪伤阴，所以治疗以苦寒药和甘寒药合用，既能泄热，又能滋阴。

【执医考点】

"阳明温病，无汗……冬地三黄汤主之。"

【链接】

普姓，44岁，温热月余不解，初用壅补中焦，致邪无出路，继用暑湿门中刚燥，致津液大亏，湿热之邪仍未能化，现干呕脉数，大小便闭，烦躁不安，热仍未除，议甘寒甘苦合化阴气，令小便自通，用生石膏30g，玄参30g，细生地黄18g，知母120g，连翘24g，牡丹皮15g，麦冬24g，金银花9g，生甘草6g，黄芩6g，黄连6g，煮成三碗，今日分三次服完，明早再煮一碗服，翌日，已见大效，汗也，便也，表里俱通。(《吴鞠通医案》)

(四) 下焦篇

【原文】

风温、温热、温疫、温毒、冬温，邪在阳明久羁①，或已下，或未下，身热面赤，口干舌燥，甚则齿黑唇裂②，脉沉实者，仍可下之；脉虚大，手足心热甚于手足背者，加减复脉汤主之。(下焦篇1)

温邪久羁中焦，阳明阳土，未有不克少阴癸水者。或已下而阴伤，或未下而阴竭。若实证居多，正气未至溃败，脉来沉实有力，尚可假手于一下，即《伤寒论》中急下以存津液之谓。如中无结粪，邪热少而虚热多，其人脉必虚，手足心主里，其热必甚于手足背之主表也。若再下其热，是竭其津而速之死也。故以复脉汤复其津液，阴复则阳留，庶可不至于死也。去参、桂、姜、枣之补阳，加白芍收三阴之阴，故云加减复脉汤。在仲景当日治倾伤于寒者之结代，自有取于参、桂、姜、枣，复脉中之阳。今治伤于温者之阳亢阴竭，不得再补其阳也。用古法而不拘用古方，医者之化裁也。

加减复脉汤方（甘润存津法）

炙甘草六钱，干地黄六钱，生白芍六钱，麦冬五钱去心，阿胶三钱，麻仁三钱。

水八杯，煮取八分三杯，分三次服。剧者加甘草至一两，地黄、白芍八钱，麦冬七钱，日三，夜一服。

【注释】

①羁：音机，停留。

②齿黑唇裂：牙齿发黑，口唇干裂。

【释文】

风温、温热、温疫、温毒、冬温，温邪在阳明长久滞留，或已用攻下的治法，或未用攻下的治法，若表现为身体发热面色发红，口干渴，舌燥，严重者出现牙齿发黑，口唇干裂，脉象沉实有力，仍然可以用攻下的治法，若脉象偏虚大，手足心比手足背热势更高，可用加减复脉汤治疗。

【方义】

方中干地黄、白芍、麦冬、阿胶滋阴养血，生津润燥，为方中主药。炙甘草补益心气，调中和胃；火麻仁润肠通便。全方合用，达养血敛阴，生津润燥功效。

【按语】

本条阐述下焦温病的脉象、症状、体征及治法，中焦病邪不解，热盛必伤阴，脉象沉实，仍可用下法，脉象虚大，不可用下法，可用扶正救阴的加减复脉汤。

【执医考点】

“风温、温热、温毒……加减复脉汤主之。”

【链接】

马某，38岁，癸丑年六月初六日，暑热本易伤阴，误用消导攻伐，重伤阴气，致令头中、耳中，鸣无止时，此系肝风内动。若不急救肝肾之阴，螈热厥至矣。炒白芍18g，炙甘草9g，生鳖甲15g，大生地18g，麦冬15g，生牡蛎15g，牡丹皮9g，桑叶9g，茶菊炭6g，麻仁6g，服四帖。十二日，外邪虽退，无奈平素劳伤太过，虚不肯复，六脉无神，非参不可。沙参9g，大生地18g，阿胶9g，玄参18g，火麻仁9g，生鳖甲18g，麦冬18g，生白芍18g，炙甘草12g，得大便后，去元参，加牡蛎9g，人参9g，桂枝9g，大枣6g，生姜3g，七月初六日病后饮食不调，又兼暑湿着里，腹中绞痛，痛极便溏，脉微数，欲作滞下，议芩芍法，夺其滞下之源。黄芩炭4.5g，广木香3g，浓朴6g，焦白芍4.5g，黄连炭2g，炒广皮4.5g，枳实3g，神曲炭6g，山楂炭4.5g，一二帖后腹痛除，仍服复脉汤服十余帖。(《吴鞠通医案》)

【原文】

少阴[①]温病，真阴欲竭[②]，壮火[③]复炽，心中烦，不得卧者，黄连阿胶汤主之。(下焦篇11)

黄连阿胶汤方(苦甘咸寒法)

黄连四钱，黄芩一钱，阿胶三钱，鸡子黄二枚。

水八杯，先煮三物，取三杯。去滓，内胶烊尽，再纳鸡子黄，搅令相得，日三服。

【注释】

①少阴：指足少阴肾经。

②真阴欲竭：肾阴消耗殆尽。

③壮火：过亢的、能耗损人体正气的火。

【释文】

温热病邪侵袭少阴肾经，肾阴即将消耗殆尽，热邪仍然炽盛，出现心中烦躁不安，不能安睡，可用黄连阿胶汤治疗。

【方义】

黄连、阿胶滋阴降火；黄芩、白芍清热降火、养血敛阴；鸡子黄养心和中。诸药配伍，共奏泻火滋水，交通心肾之功。

【按语】

本条讨论了少阴温病阴虚邪盛的证治，肾阴消耗殆尽，邪热炽盛，治疗上不能纯用滋阴药，亦不能单独清热法，故以黄连阿胶汤治疗。

【执医考点】

“少阴温病，真阴欲渴……黄连阿胶汤主之。”

【链接】

吴某长子年15岁。发热不退已11日，面红唇赤而焦，舌红苔黄而无津，虚烦不得卧，食物不进，渴喜冷饮，小便短赤，大便不解，脉来沉细而数。查其先前所服之方，始为九味羌活汤，继则服以黄连、栀子、连翘、黄芩、金银花、桑叶、薄荷等未效。此系温病，误以辛温发散，又复苦燥清热，耗伤真阴，邪热内蕴，转为少阴阴虚热化证，拟以黄连阿胶汤治之：黄连10g，黄芩12g，杭芍24g，阿胶10g（烊化兑入），鸡子黄2枚，先煮芩、连、芍药为汤，稍凉，兑入已烊化之阿胶，再搅入鸡子黄2枚，和匀而服。服1剂后即得安静，烦渴已止，唇舌转润，脉静身凉，继以生脉散加生地黄、玄参、黄连。上方连进2剂而愈。(《吴佩衡医案》)

【原文】

夜热①早凉，热退无汗，热自阴来者，青蒿鳖甲汤主之。（下焦篇12）

夜行阴分而热，日行阳分而凉，邪气深伏阴分可知。热退无汗，邪不出表而仍归阴分，更可知矣。故曰热自阴分而来，非上中焦之阳热也。邪气深伏阴分，混处气血之中，不能纯用养阴，又非壮火，更不得任用苦燥，故以鳖甲蠕动之物，入肝经至阴之分，既能养阴，又能入络搜邪。以青蒿芳香透络，从少阳领邪外出，细生地清阴络之热，丹皮泻血中之伏火，知母者，知病之母也，佐鳖甲、青蒿而成搜剔之功焉。再此方有先入后出之妙，青蒿不能直入阴分，有鳖甲领之入也，鳖甲不能独出阳分，有青蒿领之出也。

青蒿鳖甲汤方（辛凉合甘寒法）

青蒿二钱，鳖甲五钱，细生地四钱，知母二钱，丹皮三钱。

水五杯，煮取二杯，日再服。

【注释】

①夜热：夜间发热。

【释文】

夜晚发热，白天不发热，发热消退时并无出汗现象，热退却无汗，多属阴虚，可用青蒿鳖甲汤治疗。

【按语】

本条指出邪伏阴分的病机和治法，热退无汗，阴液已伤，故曰热自阴分而来，邪气深伏阴分，不能纯用养阴，可用青蒿鳖甲汤治疗。

【执医考点】

“夜热早凉，热退无汗……青蒿鳖甲汤主之。”

【链接】

陈某，28岁，左脉洪大数实，右脉阳微，阴阳逆乱，伏暑似疟，最难即愈。议领邪外出法。生鳖甲90g，青蒿12g，麦冬24g，焦白芍9g，甘草4.5g，沙参9g，牡丹皮9g，知母9g，桂枝9g，三帖即愈。(《吴鞠通医案》)

（五）治病法论

【原文】

治外感如将[1]（兵贵神速，机圆法活，去邪务尽，善后务细，盖早平一日，则人少受一日之害）；治内伤如相[2]（坐镇从容，神机默运，无功可言，无德可见，而人登寿域）。治上焦如羽（非轻不举）；治中焦如衡（非平不安）；治下焦如权（非重不沉）。（杂说）

【注释】

①如将：如将军用兵。

②如相：如宰相治理国家。

【释文】

是指治疗外感病正如大将军用兵，兵贵神速，克敌制胜，机动灵活，祛邪务求彻底，善后调理务求细致，疾病早好一日，则患者少受一日伤害；所谓“治内伤如相”，是指治疗内伤病正如宰相治理国家，从容不迫，主次配伍得当，知常达变，不能急功近利，使人身体健康而能长寿。治疗上焦的病，宜用如羽毛那样轻清升浮之品；中焦用药须不偏不倚，只有平衡才能安定中焦；下焦部位最低，用药须重浊，宜用沉重之品。

【按语】

本条讲述在论述外感病治疗原则的同时，也论述了内伤病的治疗原则，同时提出了三焦病证的用药规律，丰富和发展了中医治疗学理论体系。

【执医考点】

“治外感如将……治下焦如权（非重不沉）。”

【链接】

唐某，59岁，三月十六日，头痛恶寒，脉紧，言蹇，肢冷，舌色淡，太阳中风，虽系季春，天气早间阴晦，雨气甚寒，以桂枝二麻黄一法。麻黄9g，桂枝18g，炙甘草9g，杏仁15g，生姜12g，大枣10g，煮三杯，得微汗，止后服，不汗，再服。不汗促役其间。十八日，原方倍麻黄，减桂枝，加附子9g，二帖。

二十日，中风表解后，言蹇减食则汗头行痛，舌白滑，脉微紧，宜桂枝加附子汤，除风实表护阳。桂枝18g，白芍12g，炙甘草6g，附子9g，生姜15g，大枣10g，水五杯，煮二碗，分二次服，渣再煮一碗服。

二十一日，表解后复中，恶寒胸结，舌苔浓而白，脉迟紧里急。

桂枝 18g，苍术 9g，附子 12g，干姜 9g，薏苡仁 15g，茯苓 15g，浓朴 9g，枳实 6g，陈皮 6g，日二帖。

二十二日，于前方内加炙甘草 6g，生姜 6g，去茯苓，减薏苡仁，日二帖。

二十四日，中风表解后，余邪入里，舌黄身热胸痞，议泻心汤泻其痞。干姜 15g，生姜 15g，黄芩 15g，黄连 6g，半夏 18g。

先寒后热，胁痛腰痛，少阳证也，议从少阳领邪外出太阳法。

柴胡 18g，黄芩 9g，党参 9g，桂枝 12g，半夏 4.5g，炙甘草 9g，羌活 4.5g，生姜 6g。寒热后，寒退热存，胁胀。

半夏 15g，炙甘草 4.5g，陈皮炭 4.5g，生姜 9g，黄芩 12g，香附 9g，郁金 6g，大枣 6g。(《吴鞠通医案》)

三、《湿热论》

学习目标

1. 素质目标 通过对原文的学习，增强对中医药文化和中华文明的自信。

2. 知识目标 掌握湿热病的病因、病机、传变、诊断、治疗等内容。

3. 能力目标 学会运用湿热病的病因病机、传变、诊断要点治疗方药指导中医临床诊疗实践。

(一) 湿热病提纲

【原文】

湿热证，始恶寒，后但热不寒，汗出，胸痞，舌白，口渴不引饮。(1)

此条乃湿热证之提纲也。湿热病属阳明、太阴经者居多。中气实则病属阳明；中气虚则病属太阴。病在二经之表者，多兼少阳三焦；病在二经之里者，每兼厥阴风木。以少阳、厥阴，同司相火。阳明、太阴，湿热内郁，郁甚则少火皆成壮火，而表里上下，充斥肆逆。故是证最易耳聋、干呕、发痉、发厥。而提纲中不言及者，因以上诸证，皆湿热证兼见之变局，而非湿热病必见之正局也。始恶寒者，阳为湿遏而恶寒，终非若寒伤于表之恶寒。后但热不寒，则郁而成热，反恶热矣。热盛阳明则汗出，湿蔽清阳则胸痞，湿邪内盛则舌白，湿热交争则苔黄。热则液不升而口渴，湿则饮内留而不引饮。然所云表者，乃阳明、太阴之表，而非太阳之表。太阴之表四肢也，阳明也；阳明之表肌肉也，胸中也。故胸痞为湿热必有之证，四肢倦怠，肌肉烦疼，亦必并见。其所以不干太阳者，以太阳为寒水之腑，主一身之表，风寒必自表入，故属太阳。湿热不必尽从表入，故不必由太阳。况风寒伤营卫，营卫乃太阳所司；湿伤肌肉，肌肉为阳明所主。寒湿之属太阳者，以太阳为寒水，同气相求也。湿热之属阳明者，以阳明为中土，火化从阳也。湿热之邪，从表伤者，十之一、二，由口鼻入者，十之八九。阳明为水谷之海，太阴为湿土之脏，故多由阳明、太阴受病。膜原者，外通肌肉，内近胃腑，即三焦之门户，实一身之半表半里也。邪由上受，直趋中道，故病多归膜原。要之湿热之病，不独与伤寒不同，且与温病大异。温病乃少阴、太阳同病，湿热乃阳明、太阴同病也。而提纲中言不及脉者，以湿热之证，脉无定体，或洪或缓，或伏或细，各随证见，不拘一格，故难以一定之脉拘定后人眼目也。

湿热之证，阳明必兼太阴者，徒知脏腑相连，湿土同气，而不知当与温病之必兼少阴比例。少阴不藏，木火内燔，风邪外袭，表里相扇，故为温病。太阴内伤，湿饮停聚，客邪再至，内外相引，故病湿热。此皆先有内伤，再感客邪，非由腑及脏之谓。若湿热之证，不夹内伤，中气实者，其病必微。或有先因于湿，再因饥饱劳役而病者，亦属内伤夹湿，标本同病。然劳倦伤脾为不足，湿饮停聚为有余，所以内伤外感孰多孰少、孰实孰虚又在临证时权衡矣。

【按语】

本条为湿热病的辨证提纲。列举了湿热病初起的典型症状。

湿热病为同时外感湿邪和热邪而发病，病邪从口鼻入，侵袭中焦脾胃。若素体中气实者，胃阳偏旺，湿热之邪易从热化，临床表现以热甚为主；若素体中气虚者，脾气亏虚，水湿无以运化，则湿热之邪易从湿化，临床表现以湿甚为主。

湿热之邪刚入侵机体时，湿有滞着之性，卫阳被遏不能外达，出现恶寒，时间稍长湿热郁而为热，则但热不寒，且午后热重。中焦阳明热盛，则汗出，又因湿性缠绵不为汗衰，故汗出热不减。湿热闭阻气机，脾不能升举清阳，出现胸膈痞闷。脾气不升，津液不上承于口咽，出现口渴；又因体内湿邪停聚，故口渴不欲饮。视患者湿、热的偏盛程度，舌苔呈现白腻或微黄腻。

【执医考点】

“湿热证，始恶寒，后但热不寒，汗出胸痞，舌白或黄，口渴不引饮。”

【链接】

李某，女，20岁。初诊：1982年9月30日。主诉：患者于8月5日自觉恶寒发热，体温在37～39℃。曾服解表药，热势不退。因持续发热19天以“发热待查”收住院治疗。历用液体支持疗法、“复方新诺明”“青霉素”“卡那霉素”及“异烟肼”等药治疗，中药曾服“白虎汤”“紫雪丹”“至宝丹”以及“秦艽鳖甲汤”等方药，其效不佳。体温仍在38℃左右。9月30日请我会诊。诊查：症见发热，午后热重，汗出热不解，头晕而沉，口渴不欲饮，胸闷纳呆，周身疲乏倦怠。辨证：湿遏热伏，午后热甚汗出而热不解；湿热下注，小便色黄。病在中焦，弥漫上下。治法：拟辛开苦降，拟以芳香淡渗之味。处方：佩兰叶10g（后下），藿香10g（后下），杏仁10g，淡豆豉10g，半夏10g，黄芩10g，木香6g，马尾连10g，前胡6g，大腹皮10g，炒麦芽10g，栀子6g。三剂，水煎服。忌食腥荤、甜腻。二诊：10月4日。服药后热势稍减。因湿热之邪难以速祛，故再守原方服药四剂，以冀全功。三诊：10月7日。体温已退至37.1℃，唯觉颈部酸痛。继服原方药两剂，遂诸症若失，于10月12日痊愈出院。(《中国现代名中医医案精粹·赵绍琴医案》)

（二）邪在卫表

【原文】

湿热证，恶寒无汗，身重头痛，湿在表分，宜藿香、香薷、羌活、苍术皮、薄荷、牛蒡子等味。头不痛者去羌活。(2)

身重恶寒，湿遏卫阳之表证。头痛必夹风邪，故加羌活，不独胜湿，且以祛风。而此条乃阴湿伤表之候。

【按语】

本条阐述阴湿伤表之证候。湿热病以湿为主时，类于寒湿，即所谓“阴湿”。湿为阴性，困遏卫阳，出现身体沉重；湿性重浊，阻碍清阳升腾，经气不利而头部闷痛。此时，湿气尚未明显化热，治疗宜芳香化浊，以祛除卫表之湿。药物可选用：藿香、香薷、羌活、苍术皮、薄荷、牛蒡子等。其中，羌活辛燥发散之力强，以祛风而行胜湿之力。若没有头痛症状，则不必使用羌活，以防其助热化燥。

由此可知，阴湿伤表的主症：恶寒无汗、身重、头闷痛、苔白腻。

【执医考点】

“湿热证，恶寒无汗，身重头痛，湿在表分……去羌活。”

【链接】

俞左，湿温五天，身热不解，有汗恶风，遍体骨楚，胸闷泛恶，不能饮食。舌苔腻布而垢，脉象濡迟。伏温夹湿夹滞，互阻中焦，太阳表邪郁遏，太阴里湿弥漫，清不升则浊不降，胃乏展和之权，邪势正在鸱张。拟五苓合平胃散加减。川桂枝八钱，赤猪苓各三钱，泽泻一钱五分，清水豆卷四钱，制川厚朴一钱，陈皮一钱，半夏一钱，制苍术一钱，枳实炭一钱，六神曲三钱，鲜藿梗一钱五分，鲜佩兰一钱五分。(《丁甘仁医案》)

【原文】

湿热证，恶寒发热，身重关节疼痛，湿在肌肉，不为汗解。宜滑石、大豆黄卷、茯苓皮、苍术皮、藿香叶、鲜荷叶、白通草、桔梗等味。不恶寒者，去苍术皮。(3)

此条外候与上条颇同，惟汗出独异，更加关节疼痛，乃湿邪初犯阳明之表，故略见恶寒，及至发热，恶寒当自罢矣。用药通阳明之表，而即清胃脘之热者，不欲湿邪之郁热上蒸，而欲湿邪之淡渗下走耳。此乃阳湿伤表之候。

【按语】

本条阐述阳湿伤表之证候与治疗。湿热病中，湿已化热者，称为“阳湿”。湿邪遏阻卫阳，则恶寒；湿邪郁而发热，故恶寒发热并见。湿气通于脾，脾主四肢肌肉，故湿热入侵则全身关节重着疼痛。湿热交蒸，汗出而不畅，邪气不能从汗而尽去。阳湿伤表证，湿热困阻于中焦，遂采用宣湿利水，因势利导的治法。选用芳香疏散的药物促使表郁之湿从肌腠而解，如苍术皮、藿香叶、鲜荷叶、大豆黄卷、桔梗等。又以淡渗利湿之品令内蕴湿热从小便而泄，如滑石、茯苓皮、白通草等。采用宣通上焦、渗利下焦的方法来调和中焦。苍术皮燥烈之性较强，若无明显湿郁肌表之候，则舍之不用。

【执医考点】

“湿热证，恶寒发热，身重关节疼痛，湿在肌肉，不为汗解……不恶寒者，去苍术皮。”

【链接】

李左，湿温四天，身热有汗不解，胸痞泛恶，口干不多饮。舌苔薄腻而黄，脉濡滑而数。伏邪湿热，漫布三焦，气机不宣，痰浊交阻，胃失降和。治宜宣气淡渗。光杏仁三钱，清水豆卷四钱，鲜竹茹一钱五分，枳实一钱五分，茯苓皮三钱，通草八分，白蔻仁一钱，块滑石三钱，佛手露一两（冲），生熟薏苡仁各三钱，仙半夏一钱五分，酒炒黄芩一钱五分，鲜藿香、佩兰各一钱五分。（《丁甘仁医案》）

（三）邪在中焦

【原文】

湿热证，寒热如疟，湿热阻遏膜原，宜柴胡、厚朴、槟榔、草果、藿香、六一散、苍术、半夏、干菖蒲等。（8）

疟由暑热内伏，秋凉外束而成。若夏月腠理大开，毛窍疏通，安得成疟！而寒热有定期，如疟证发作者，以膜原为阳明之半表半里。湿热阻遏，则营卫气争，证虽如疟，不得与疟同治。故仿吴又可达原饮之例。盖一由外凉束，一由内湿阻也。

【按语】

本条讨论湿热阻遏膜原的证治特点。膜原为一身之半表半里，居于卫表肌腠之内、五脏六腑之外，为三焦之门户，输布全身气机。湿热郁滞卫表，若失于宣泄，则向内郁伏于膜原，湿热阻遏，半表半里枢机不利，营卫交争于中，出现往来寒热的症状，类似于疟病，但不似疟之寒热发有定期。

此证在治法上可仿吴又可达原饮之意，治宜宣透膜原，辟秽化浊。以柴胡和解透达半表半里之邪；厚朴苦温燥湿，下气宽中；草果性味雄烈，燥湿辟秽；槟榔行气运湿，疏导通利；藿香、石菖蒲芳香化浊，兼能通窍；半夏、苍术燥湿健脾、降气和中；六一散清热利湿，使邪从小便而去。

【执医考点】

“湿热证，寒热如疟，湿热阻遏膜原，宜柴胡、厚朴、槟榔、草果、藿香、六一散、苍术、半夏、干菖蒲等。”

【链接】

韩某，男，50岁。初诊：1984年8月18日。

病史：恙起两旬余，初感恶寒、微热，鼻流清涕，经治上呼吸道症状逐渐消失，嗣后恶寒发热呈规律性，每天傍晚6至7点钟即感恶寒，翌晨2、3点钟寒战，每欲盖两条棉被方缓，继之发热，体温高达39～39.8℃，但无汗出，须臾体温渐降，然至傍晚6、7点钟又感恶寒，如此反复，缠绵不已。病程中，曾予中药及抗生素治疗，均未奏效。遂邀我会诊。诊查：察其面色不华，形体偏瘦，舌质暗红，苔黄腻满布。细询之，口渴而不欲饮，神疲纳差，小溲微黄，大便一、二日一解，质干，按其脉，弦而稍数。辨证、治法：余谓为感受暑湿，邪伏膜原，浊滞中阻，脾胃受困之候；方用达原饮意。处方：青陈皮各5g，柴胡9g，甘草3g，黄芩6g，姜半夏10g，草果3g，槟榔10g，厚朴5g，枳壳5g，煨姜1片，红枣4枚。二诊：服达原饮三剂后，寒战平，发热轻，身有微汗；数日来身出风疹，瘙痒不适；舌质绛，苔薄黄腻，大便尚通，解而不爽。证属湿热夹滞血结，胃腑失清，表邪未尽，方用宣透清热之剂。处方：麻黄10g，连翘12g，赤小豆22g，赤芍苓各10g，鸡苏散12g（包），豆卷12g，杏薏苡仁各10g，金银花12g，风化硝炒枳壳6g，大黄5g（后下）。药后热势渐降，风疹略少，有时微汗。再予清热利湿，和中导滞之剂，调治半月，体温正常，诸恙均愈。(《中国现代名中医医案精粹》)

【原文】

湿热证，数日后，脘中微闷，知饥不食，湿邪蒙绕三焦。宜藿香叶、薄荷叶、鲜稻叶、鲜荷叶、枇杷叶、佩兰叶、芦尖、冬瓜仁等味。(9)

此湿热已解，余邪蒙蔽清阳，胃气不舒，宜用极轻清之品，以宣上焦阳气。若投味重之剂，是与病情不相涉矣。

湿热初起，亦有脘闷懊憹，汗出口渴，眼欲闭，时谵语，浊邪蒙蔽清阳，在上焦者，宜用枳壳、桔梗、淡豆豉、生山栀（涌泄法）。若投轻剂，又与病情不相合矣。

【按语】

本条讨论湿热渐解，余邪蒙绕三焦的证治特点。

湿热病邪已衰大半，因湿性黏滞，病程缠绵，故仍有余邪未解，缠绕于三焦。留滞于中焦，脾胃健运失司，则脘腹痞闷，食纳不佳。此时病情已较前轻浅，宜用芳香轻清之品，以清涤湿热余邪。若骤然使用味重性峻之品，则有过犹不及之虞。用药可选薄荷叶、枇杷叶辛散轻清，宣通上焦；藿香叶、佩兰叶、鲜荷叶醒脾和胃，燮理中焦；芦根、冬瓜仁淡渗利湿，疏导下焦。诸药相配伍，可令缠绕三焦之湿热余邪分利疏散。

【执医考点】

“湿热证，数日后脘中微闷，知饥不食，湿邪蒙绕三焦……芦尖、冬瓜仁等味。”

【链接】

龙某，女，25岁。新婚期间患急性膀胱炎，未及时根治，迁延4个月未愈，症状时轻时重。1990 年 10 月中旬尿频、尿急、尿痛等症加重，曾肌肉注射青霉素、庆大霉素 7 日，用氟哌酸并中药（多为八正散加减）22 日，症状缓解而未消失。刻诊：小便色黄，次数多，尿道灼痛，便后尿意不尽，头昏蒙而闷热，胃脘痞满不适，时恶心干呕，食而无味，口渴不多饮，苔薄白兼黄，舌面多液，脉濡细。尿常规示：蛋白微量，高倍镜下红细胞 1 ～ 3、白细胞（+）。证属湿热蕴结膀胱而上、中二焦受累，应从三焦图治。拟薛方加鲜车前草、滑石、甘草；停用西药。服至 8 剂，诸症告失；再以上方 3 剂巩固疗效。复查：尿常规无异常。尿 1 小时细胞排泄率在正常范围。次年随访，膀胱炎未复发。[刘庆田，唐惕凡 . 薛氏五叶芦根汤运用体会 . 广西中医药，1994，17（1）：36–37.]

【原文】

湿热证，初起发热，汗出胸痞，口渴舌白，湿伏中焦。宜藿梗、蔻仁、杏仁、枳壳、桔梗、郁金、苍术、厚朴、草果、半夏、干菖蒲、六一散、佩兰叶等。（10）

浊邪上干则胸闷，胃液不升则口渴，病在中焦气分，故多开中焦气分之药。

【按语】

本条阐述湿热病湿重于热的证治特点。

湿热邪气留恋中焦气分。湿热交蒸，则有发热，于午后尤重，汗出热不解。湿邪困遏清阳，浊邪上干闭阻气机，则有胸闷。湿阻中焦，胃中津液不得上升，则口渴不欲饮。因其病湿重于热，舌苔多白腻。

湿重于热，治疗宜化湿为主，清热为辅，注重气机的宣通。所列方中：杏仁、枳壳、桔梗宣畅肺气，气行则湿化；藿梗、白蔻仁、郁金、石菖蒲、佩兰芳香醒脾，化湿祛浊；苍术、厚朴、草果、半夏苦温燥湿，祛中焦之湿聚；六一散清利湿热。本方融宣湿、化湿、燥湿、渗湿为一体，颇具法度。

【执医考点】

“湿热证，初起发热，汗出胸痞……六一散、佩兰叶等味。”

【链接】

某，脉濡，头胀，胸身重着而痛，寒热微呕。此湿阻气分。厚朴，杏仁，白蔻仁，木通，茯苓皮，大腹皮，滑石，竹叶。（《临证指南医案》）

【原文】

湿热证，舌根白，舌尖红，湿渐化热，余湿犹滞。宜辛泄，佐清热，如蔻仁、半夏、干菖蒲、大豆黄卷、六一散、连翘、绿豆衣等味。（13）

此湿热参半之证，而燥湿之中，即佐清热者，亦所以存阳明之液也。

上二条，凭验舌以投剂，极为临证时要诀。盖舌为心之外候，浊邪上熏心肺，舌苔因而转移。

【按语】

本条阐述湿热病湿热并重的辨证论治。

舌诊对于湿热病有重要的参考价值，故薛氏有云：凭验舌以投剂，为临证时要诀。湿热为患，影响胃津输布，必有腻苔。湿热病初起，湿邪为主，舌苔多薄白腻；病在中焦，湿热交蒸，舌苔白厚腻或微黄厚腻；湿渐化热，湿热并重者，因热势渐起，主上焦的舌尖显红，湿邪不减，主下焦的舌根为白腻苔。舌为心之外候，湿热相合上熏心肺，舌苔发生转移。此时，治疗宜清热利湿，宣畅气机。用药可选连翘清上焦渐成之热，白蔻仁、半夏、石菖蒲辛散开泄，大豆黄卷、绿豆衣、六一散清热利湿。

【执医考点】

“湿热证，舌根白，舌尖红……绿豆衣等味。”

【链接】

张某，女，27岁。初诊：1980年7月15日。

病史：缠绵发热30日，中西药屡治罔效。发热无定时，汗出热不退（体温39℃左右），不恶风，胸脘痞闷，身痛纳呆，口苦，渴喜热饮，小便短赤。

诊查：精神倦怠，少气懒言，面色淡黄。舌质红，苔白微腻，脉象濡数。体温38.1℃。

辨证：外感湿热，湿遏热伏，弥漫三焦，气机不畅（湿热并重）。

治法：清热利湿，宣畅气机。

处方：三仁汤加减。薏苡仁15g，杏仁10g，白蔻仁6g，滑石20g，通草10g，法半夏10g，厚朴10g，栀子10g，黄芩6g，连翘10g，防己10g，茯苓皮15g。

二诊：上方药日服两剂，共服10剂，身痛有所减，但仍汗出热不退，午后热甚（39℃以上）。舌苔渐退，而色变黄，舌质深红。此湿热之邪留恋气分，热重于湿之证。于上方去白蔻仁、法半夏、厚朴、黄芩、栀子，加青蒿12g，板蓝根15g，黄连6g，石膏30g，穿心莲15g，重清气分热邪。三诊：日服上方药2剂，共服药八剂，体温完全恢复正常，诸症若失。守方略加调整，日服1剂，继服5剂善后。（《中国现代名中医医案精粹》）

主要参考书目

[1] 中医典藏真本丛刊《黄帝内经素问》影印校刊本. 北京：中国中医药出版社，2019.

[2] 中医经典影印丛书《黄帝内经灵枢》影印本. 北京：人民卫生出版社，2015.

[3] 校刊元本影印明本《金匮要略》集. 北京：学苑出版社，2013.

[4] 宋本《伤寒论》文献史论. 北京：学苑出版社，2015.

[5] 中医执业医师资格考试医学综合. 北京：中国中医药出版社，2022.

[6] 医道传承丛书《温热论. 湿热论》. 北京：学苑出版社，2013.

[7] 医道传承丛书《温病条辨》. 北京：学苑出版社，2013.

[8] 陈士德. 内经讲义. 上海：上海科学技术出版社，1988.

[9] 李克光. 金匮要略讲义. 上海：上海科学技术出版社，1989.

[10] 李培生. 伤寒论讲义. 上海：上海科学技术出版社，1989.

[11] 苏新明，姜义明. 中医经典医著选读. 北京：中国中医药出版社，2018.